Dr Dominique Rueff

Vitamine C

Pour tous et pour la vie

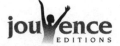

Collection Pratiques Jouvence

Le bonheur de courir, Jean-Paul Pes, 2006
La méditation antifatigue, Vito Mariano Cancelliere, 2005
Respirez pour mieux vivre, Sandra & Olivier Stettler, 2004
Le secret des auto-massages chinois, Sandra & Olivier Stettler, 2003
La cure de raisin, Johanna Brandt, 2000
Le vinaigre santé, Marie-France Muller, 1999
Le chlorure de magnésium, Marie-France Muller, 1998
L'argile facile, Marie-France Muller, 1998
Kousmine au gré des saisons, Dr Denjean, 1998
Cuisine végétarienne rapide, Marie-France Muller, 1997
Maigrir durablement, Désiré Mérien, 1996
Equilibrez votre poids, Désiré Mérien, 1994
Kousmine au quotidien, Dr Denjean, 1994
La détoxination par paliers, Désiré Mérien, 1994
Renaître par le souffle, Désiré Mérien, 1994
Terrain acidifié, Jacques Fontaine, 1994

Catalogue Jouvence gratuit sur simple demande.
ÉDITIONS JOUVENCE
Suisse : CP 184, 1233 Genève-Bernex
France : BP 90107, 74161 St-Julien-en-Genevois Cedex
Site internet : **www.editions-jouvence.com**
E-mail : info@editions-jouvence.com

couverture: illustration, J.-C. Marol
maquette & mise en pages: atelier weidmann

© Copyright Éditions Jouvence, 2000
ISBN 978-2-88353-224-3
Tous droits de traduction, reproduction et adaptation réservés pour tous pays.

En 1986, à l'âge de 85 ans, Linus Pauling concluait son dernier livre (Comment vivre plus longtemps et se sentir mieux) par cette phrase :

*« Ne laissez jamais les autorités médicales
ou les politiciens vous tromper. Constatez les faits
et décidez vous-mêmes comment vivre une vie heureuse
et comment édifier un monde meilleur ».*

Linus Pauling, décédé en 1994 à l'âge de 93 ans, est reconnu dans le monde entier comme un scientifique et un humaniste défenseur de la paix, de l'éducation et de l'éducation de la santé. Il avait obtenu le prix Nobel de Chimie en 1954 et le Prix Nobel de la Paix en 1962. ce qui représente un cas unique dans l'histoire.

L'Institut Linus Pauling (voir en fin d'ouvrage) continue et actualise en permanence ses recherches au sein de l'Université de l'Oregon.

*A Linus Pauling, homme de talent,
d'humour et de modestie, ainsi qu'à tous les défenseurs
de la paix cellulaire, biologique et planétaire,
nous dédions modestement cet ouvrage.*

Je pense qu'il faut leur adjoindre tous les résistants à la dictature de certains politiques, de certaines administrations et des « savants » à leur service, qui veulent gouverner notre santé à notre insu et à notre place… Ainsi qu'à la majorité des Français qui préfèrent largement Zinédine et Johnny à leurs gouvernants ou prétendants à gouverner. (*Journal du dimanche*, 6 août 2000).

---

*Plus particulièrement je dédie ce livre
à Colette et Roger Serrault.*

DU MÊME AUTEUR

Choisir la vie
Editions du Hameau (1985), disponible chez
S-Nature, 17, rue de la Galère, 72000 Le Mans

Thérèse ou l'amour médecin
(préface du professeur Lucien Israel) Editions Jacques
Ligier (1992) disponible chez S-Nature,
17, rue de la Galère, 72000 Le Mans

Forme et santé, médecine orthomoléculaire
Editions du Rocher, Paris 1992

Suppléments nutritionnels
(série de plaquettes) Editions S-Nature,
17 rue de la Galère, 72000 Le Mans

La bible des vitamines
Editions Albin-Michel, Paris 1993

Hormones végétales mode d'emploi
Editions Jouvence, juin 2000

Régime paléolithique, mode d'emploi
Editions Jouvence, juin 2000

Aux Editions Jouvence-Sully et en collaboration
avec le Dr Maurice Nahon:

Hormones végétales naturelles, 1997
La bible anti-âge, 1998

Sommaire

Introduction 7

Vitamine C = acide ascorbique. *Passage obligé par quelques définitions. Fiche signalétique* 9

Sept questions 24
Qui doit prendre de la vitamine C ? 24
Alimentation ou supplémentation ? 25
Quelle quantité de vitamine C doit-on prendre ? .. 27
Vitamine C naturelle ou de synthèse ? 31
Comment et quelle forme de vitamine C
    doit-on prendre ? 34
La vitamine C empêche-t-elle de dormir ? 39
Présente-t-elle des dangers, des contre-indications ? 42

**Mais que fait donc l'organisme
des excédents de vitamine C ?** 54

**La vitamine C doit-elle être considérée
comme un médicament ?** 58

**Comment, pourquoi trouver soi-même son apport
personnel optimisé en acide ascorbique ?** 60

**Intérêt et résultats de la supplémentation
en vitamine C en situations particulières** 66
Age, vieillissement 66
Allergies, asthme 67

Anémies, cantines, carences en fer	68
Aspirine	69
Asthénie	70
Cancers	70
Cataracte	72
Constipation	72
Diabètes	73
Enfance	74
Fertilité masculine	75
Fumeurs	75
Grossesse	76
Hélicobacter pylorii, gastrite et cancers de l'estomac	77
Infections	78
Maladies cardio-vasculaires	79
Pilule anticonceptionnelle	80
Pollution	81
Psychiatrie	81
Rhume	82
Séropositivité HIV	83
Scorbut	85
Sport et stress oxydatifs	85
Stress psychique	86
Conclusions	**87**
Renseignements pratiques	**89**

Introduction

Lorsque j'ai annoncé mon intention d'écrire ce petit livre sur la vitamine C, on m'a répondu :
— «Quoi ? Un sujet si banal, si connu et déjà tellement traité !»

Il est vrai que les livres et les articles sur la vitamine C ne manquent pas. Rien que ceux rédigés par Pauling remplissent plusieurs mètres de bibliothèque, sans parler des publications de l'Institut Linus Pauling et de bien d'autres. Nous vous proposons quelques ouvrages dans la bibliographie, mais la liste est loin d'être exhaustive car rien que son énoncé noircirait le nombre de pages que m'a autorisé mon éditeur.

Pour ceux que la curiosité pousserait à aller plus loin, nous leur conseillons vivement de lire les deux excellents ouvrages :

☐ *Le nouveau guide des vitamines* du Dr Jean-Paul Curtay et Thierry Souccar (journaliste Sciences et Avenir et au Nouvel Observateur), Editions du Seuil 1996
☐ *Notre ange gardien la vitamine C*, du Dr Pierre Corson, Editons Guy Trédaniel 1995
☐ Et de consulter (entre autres) le site internet de l'Institut Linus Pauling[1].

---
[1] L'adresse est donnée en fin d'ouvrage, p. 90

Non, je n'ai pas l'intention d'écrire une encyclopédie de plus, ni de faire étalage de toutes les connaissances anciennes ou récentes sur la vitamine C. Quelques pages essentielles consacrées à ces connaissances sont largement suffisantes, quoique très incomplètes, pour faire comprendre le rôle métabolique de la vitamine C au sein de «la paix cellulaire», de la santé individuelle et peut-être sociale.

Plus concrètement je voudrais répondre à toutes les questions que j'entends depuis des années, transmettre mon expérience de thérapeute ainsi que celle de quelques amis et confrères et plus encore vous donner des indications pratiques, immédiatement intelligibles et applicables, vous permettant d'être et de rester l'acteur principal de votre propre santé.

Vitamine C = acide ascorbique

Passage obligé par quelques définitions. Fiche signalétique

La formule chimique de la vitamine C est : $C_6H_8O_6$, c'est une structure apparentée à celle des sucres à six atomes de carbone. Il existe deux formes : une forme dextrogyre (D–) et une forme lévogyre (L–). Seule la forme lévogyre (L–) est active.

En 1928 Szent-Györgyi isole l'acide hexuronique qui, quatre ans plus tard se révèlera identique à la vitamine C obtenue à partir du jus de citron. C'est Haworth, qui en 1932, précise sa structure chimique et lui donne le nom d'acide ascorbique (littéralement : contre le scorbut).

Tout le monde connaît l'histoire des marins de Jacques Cartier qui, en 1535 furent sauvés par une décoction d'aiguille de pin offerte par les indiens et celle du navire anglais dont le capitaine en 1595 embarqua des citrons, donnant quotidiennement quelques gouttes à son équipage afin de prévenir avec succès cette terrible maladie qui faisait ses ravages sur toutes les mers du monde.

En 1937, A. Szent-Györgyi reçoit le Prix Nobel de Médecine, Haworth le Prix Nobel de Chimie pour leurs travaux sur la vitamine C.

Jusqu'en 1967, date où Linus Pauling publia son article fondateur de la «Médecine Orthomoléculaire» intitulé «Psychiatrie Orthomoléculaire» on pensait que le rôle de la vitamine C n'était que de prévenir la carence et d'éviter le scorbut.

Pauling ouvre la voie à la découverte des rôles multiples, fondamentaux et irremplaçables de la vitamine C à bien des étages de notre organisme.

La publication en 1970 de son ouvrage «La vitamine C et le rhume» va marquer le début de la popularisation de la vitamine C.

Notre organisme contient de 1500 à 2000 milligrammes de vitamine C dont la concentration dans le plasma est de 6 à 14 mg/l[2]. Des valeurs

La perception «grand public» de la vitamine C

Le grand public ne perçoit que ses vertus «anti fatigue» et «anti rhume». Les médecins ne connaissent en général que ses propriétés antiscorbutiques. Ils ne connaissent ni ses propriétés immunostimulantes, ni son rôle dans la structuration des collagènes, ni ses propriétés antioxydantes… Pire! ils parlent plus souvent de ses prétendus dangers que de ses bénéfices.

---

[2] Nous reviendrons sur la question des doses conseillées et dosages au chapitre suivant.

au dessous de 3,5 mg/l de plasma forment le seuil de l'hypoascorbémie pré scorbutique. Nous verrons plus loin que, même en France, elles ne sont pas exceptionnelles.

Nous verrons également que les valeurs intra lymphocytaires (250 à 380 mg/litre de plasma ou 20 à 40 µg pour 108 cellules) semblent essentielles pour déterminer les seuils utiles de réserve et préciser les apports souhaitables.

De plus fortes concentrations sont constatées dans l'hypophyse, la surrénale, l'œil, le cerveau, le foie, la rate, le pancréas, le rein, le cœur, le poumon et le muscle ce qui laisse deviner le rôle essentiel et plurifactoriel de la vitamine C. Il n'existe pas de stockage de cet élément qui doit être constamment renouvelé et apporté à l'organisme humain.

Mais attention ! Ces quantités sont considérablement modifiées en fonction de la qualité de la conservation des aliments et de leur préparation [3] : elles peuvent être, selon les cas divisées par trois car « la plus fragile des vitamines » peut être détruite par

---

[3] Le choux perd 1,5 % de sa vitamine C par heure, à température ambiante : au bout de trois jours, il n'en contient quasiment plus. En chambre froide à 2° C ils en perdent 17,5 % en un mois, 42 % en deux mois. Des pommes de bonne qualité conservées en cave sur des claies perdent en trois mois presque 70 % de leur vitamine C. Dans un local chaud il n'en reste pratiquement plus au bout de deux mois.

Sources alimentaires de vitamine C par ordre décroissant

Baies d'églantier	250 à 3000 mg/100 g
Cassis	130 à 220 mg/100 g
Kiwis	30 à 200 mg/100 g
Agrumes, fraises	30 à 70 mg/100 g
Choux-fleurs, choux	50 à 70 mg/100 g
Foie, rognons	50 à 70 mg/100 g
Pommes, poires, pêches, raisin	2 à 15 mg/100 g
Légumes verts, salades, pommes de terre	2 à 15 mg/100 g
Viande, poissons, laitages	0 à 2 mg/100 g

de multiples facteurs : cuisson à l'eau, blanchiment avant congélation, chaleur, oxydation due au stockage, réchauffage, pasteurisation...

Les apports quotidiens recommandés (**AQR**) ou doses journalières recommandées (**DJR**) ou « ratio daily allowed » en anglais (**RDA**) sont actuellement, en France, de 60 à 100 mg (35 mg pour les nourrissons, et enfants de moins de 3 ans, 4 à 60 mg pour les enfants jusqu'à 12 ans et 120 mg chez les fumeurs). Mais là encore : attention ! Les AQR ne reflètent que la quantité nécessaire pour ne pas risquer l'hypoascorbémie.

De nombreux auteurs ont largement critiqué cette notion purement épidémiologique fondée sur la seul prévention du scorbut, qui, quand on parle de santé humaine, frise le contre-sens pour ne pas dire l'escroquerie.

Si on souhaite vraiment traiter de santé humaine et non de simple prévention du scorbut, pour laquelle un apport de 10 mg par jour est déjà suffisant, on doit introduire les principaux concepts de la médecine et de **la nutrition orthomoléculaires**[4] : le concept de **l'individualité biochimique** :

Il est vrai que personne, pour de multiples raisons, (génétiques, environnement, mode de vie, âges de la vie…) n'a les mêmes besoins en nutriments. Selon Pauling, les «besoins» peuvent, entre individus, varier de un à dix. Les «fourchettes statistiques» ne sont donc pas utiles à l'étude de la **santé individuelle**:

☐ Les besoins varient chez un même individu en fonction de l'âge, des circonstances, modes de vie, des maladies présentes et passées, de leurs traitements, etc.

☐ Le **besoin individuel optimum** (**BIO**) doit prendre la place de la notion dépassée et imprécise d'AQR. Ce besoin ne peut provenir que de l'étude clinique et biologique du métabolisme individuel.

---

[4] Orthomoléculaire: «Médecine ou Nutrition Orthomoléculaire»: littéralement soigner en apportant les bonnes molécules aux bons dosage. En France, l'Association pour le Développement de la Nutrition Orthomoléculaire organise des formations à l'usage des professionnels de la Santé. Pour de plus amples renseignements s'adresser à l'Association pour le Développement de la Nutrition Orthomoléculaire (ADNO), B.P 143, 06223 VALLAURIS Cedex, Tél: 04 93 43 44 62, Fax: 04 93 43 07 61

> ### Les critiques scientifiques des AQR, DJR et autres RDA
>
> Pauling n'est pas le seul à critiquer cette notion de RDA: en 1974, dans la revue «Let's Live», William Proxmire, sénateur du Wisconsin, écrivait: «Les rations quotidiennes définies par la RDA ne constituent au mieux qu'une ration "recommandée" sur la base de normes antédiluviennes destinées à la prévention de terribles maladies. Au pire, elles sont le produit de conflits d'intérêts et des points de vue égoïstes de certains secteurs de l'industrie alimentaire. Elles ne sont jamais fixées à des doses qui assureraient une santé et une nutrition optimales.»
>
> De plus, selon Pauling, ces AQR n'ont aucune raison d'être les mêmes pour chaque sujet dont la spécificité génétique a bien évidemment pour conséquence immédiate une absolue spécificité et individualité biochimique, biologique, physiologique, psychologique…

Le statut nutritionnel en acide ascorbique de la population française

☐ 20 % adultes reçoivent moins des ⅔ de l'AQR.
☐ Le risque de carence (Enquête INSERM Val de Marne) existe chez 3 à 5 % des femmes, 8 à 12 % des hommes. Le risque est plus grand chez les plus de 65 ans.

Les grands rôles métaboliques de la vitamine C

Synthèse du collagène
Le collagène est « notre ciment intercellulaire ». Il est universellement présent dans notre organisme. Il forme l'essentiel du « tissu conjonctif » que l'on retrouve dans les os, les dents, les cartilages, les artères, les tissus de soutien, les tendons, les muscles, la peau, les muqueuses. Si vous manquez de vitamine C, c'est toute cette « charpente » qui est affaiblie.

Synthèse des cathécolamines, phénylalanine hydroxylase, tyrosine hydroxylase, dopamine hydroxylase, adrénaline, AMP cyclique, catabolisme de la phénylalanine et de la tyrosine
C'est l'article de Pauling de 1968 « Psychiatrie orthomoléculaire » qui attira l'attention sur le fait qu'un niveau optimum de vitamine C était essentiel à la synthèse de tous des neuromédiateurs de notre cerveau et de notre système nerveux. C'est pour cette raison que la vitamine C est dynamisante tant au plan nerveux que musculaire.

Synthèse de la carnitine
Les sportifs et les végétariens manquent souvent de carnitine (et de fer!) ce qui peut occasionner de grandes faiblesses énergétiques et musculaires. Des études animales ont démontré le rôle essentiel de la

vitamine C sur la biodisponibilité de la carnitine[5] et l'absorption du fer.

Inhibition de la formation des nitrosamines
(effet anticancéreux local)

Les nitrosamines sont des composés cancérigènes qui peuvent être absorbés directement par l'organisme à partir des nitrates et des nitrites alimentaires.

Les nitrates sont transformés en nitrites par la flore intestinale et réagissent avec des amines libres pour former des nitrosamines qui sont des agents extrêmement cancérogènes au niveau des muqueuses digestives (côlon, intestin, estomac).

---

[5] La carnitine est un complexe peptidique minéralovitaminique, synthétisé par le foie, à partir de la méthionine et de la lysine, des vitamines B6, C et PP, et du fer. Une déficience même légère en fer ou en l'un ou l'autre de ces nutriments peut être la cause d'une production insuffisante de carnitine.

La carnitine a été découverte d'abord dans la viande d'où son nom. On ne la trouve que dans les produits d'origine animale : la teneur en carnitine est d'environ 60 à 100 mg pour 100 g de viande rouge. On comprend que les régimes végétariens mal équilibrés avec risque de carence en fer, puissent conduire à des états de profonde lassitude, asthénie, fatigue musculaire. De plus ce type de régime risque également de provoquer des carences en lysine, en méthionine, en tryptophane, en vitamine B12 et en certains minéraux.

La fonction la plus importante de la L-carnitine est de faciliter l'oxydation des acides gras à longue chaîne à l'intérieur des mitochondries. La carnitine agit comme transporteur, faisant pénétrer les acides gras dans les mitochondries où l'énergie est libérée par bêta-oxydation.

L'acide ascorbique inhibe la synthèse des nitrosamines à partir des nitrites. Par contre il est sans effet sur les nitrosamines déjà formées.

L'activité antioxydante de la vitamine C
En ce qui concerne la définition du «stress oxydatif» et le rôle des antioxydants nous renvoyons le lecteur à la plaquette *Les antioxydants* que nous avons publiée aux Editions S-Nature (17 rue de la Galère, 72000 Le Mans) que l'on peut commander dans beaucoup de magasins de diététique ainsi qu'à notre ouvrage *La bible des vitamines* aux Editions Albin-Michel.

L'effet antioxydant de la vitamine C est double:
- ☐ **Général, dans tout l'organisme** (protection cardiovasculaire, de certains cancers, d'allergies et inflammations – asthme –, cataractes…), protection et interférence positive avec les autres antioxydants telle que la vitamine E.
- ☐ **Local: par l'inhibition de la formation des nitrosamines** au niveau des muqueuses (pulmonaires, vésicales et digestives) ainsi que du foie. Les nitrosamines, substances formées à partir des nitrates que nous absorbons de gré ou de force, étant, localement des agents cancérogènes, la vitamine C prise en même temps qu'eux et à dose suffisante permet de les neutraliser.[6]

---

[6] D'après Souccar et Curtay (*op. cit.*) il faudrait au moins 300 à 600 milligrammes par jour d'acide ascorbique pour neutraliser les 75 à 150 milligrammes quotidiens que l'agriculture moderne nous contraint d'ingérer. On est loin des AQR!

L'effet antiallergique, anti-inflammatoire, antihistaminique et antiasthmatique de la vitamine C

Il est dû à une augmentation de la dégradation et de l'élimination, modulation des prostaglandines, et à une augmentation de la synthèse des nucléotides AMPc (hypersensibilité) et GMPc. L'effet antitoxique (fumées, pollutions atmosphériques) et antioxydant explique l'effet antihistaminique. La vitamine C régule le surplus d'histamine et favorise les effets des autres traitements de l'allergie. Une étude française a montré que 20 % des personnes allergiques avaient un taux plasmatique d'acide ascorbique inférieur à 5 mg/litre. Les effets anti-inflammatoires et antalgiques peuvent être considérablement augmentés par l'absorption conjointe d'autres cofacteurs antioxydants (cuivre, zinc, sélénium..) et régulateurs du métabolisme des prostaglandines.

Effet antianémique de la vitamine C, métabolisme du fer

Elle augmente l'absorption du fer non héminique, ce qui implique une nécessité de réduire les doses chez les sujets porteurs d'hémochromatose (maladie congénitale de surcharge en fer).

Elle réduit les ions ferriques toxiques et contribue à leur élimination.

Elle améliore la mobilisation du fer, fer circulant lié à la sidérophiline, fer stocké lié à la ferritine. Elle contribue donc à la prévention et la guérison des anémies ferriprives (femmes, adolescents, sportifs…).

Deuxième effet antianémique de la vitamine C
L'acide ascorbique intervient dans le métabolisme de l'acide folique (vitamine B9) responsable de certaines anémies dites «macrocytaires[7]» s'il est déficient. Mais la déficience en acide folique est également un facteur d'aggravation du risque cardio-vasculaire, facteur indépendant des autres risques comme le stress oxydatif.

**Modulation immunitaire,
effets antiinfectieux et antiviraux**
Elle augmente la mobilité des polynucléaires neutrophiles et la transformation des lymphocytes.

Elle augmente la réserve intracellulaire des macrophages et lymphocytes et contribue à la stabilisation de la membrane des leucocytes.

Elle augmente le taux des immunoglobulines IgA, IgM, ainsi que la fraction active du complément.

Chez l'animal elle augmente la synthèse d'interféron.

Toutes ces données expliquent les effets positifs de la vitamine C sur les herpès, les hépatites et bien d'autres infections. Ses effets sur le rhume

---
[7] Macrocytaire: avec des globules rouges augmentés de volume, contrairement à ceux des anémies par manque de fer (ferriprives) où le volume des globules est diminué.

procèdent de la superposition des effets de régulation de l'immunité, des effets anti-inflammatoires et antiallergiques.

Autres effets de la vitamine C

☐ Activité antihémorragique (avec vitamines P, bioflavonoïdes) : souvenons-nous que les scorbutiques meurent d'hémorragie.

☐ Amélioration de la cicatrisation cutanée (ulcères, escarres…) : toute intervention chirurgicale devrait être précédée d'une optimisation de son taux d'acide ascorbique.

☐ Effet hypolipémiant : elle réduit les taux de cholestérol et de triglycérides par augmentation du métabolisme hépatique qui transforme ces excès de graisses en acides bilaires.

☐ Effet antiathéromateux : en plus de son effet antioxydant propre sur les graisses susceptibles de se fixer sur les parois artérielles, elle protège la vitamine E et l'aide à se recycler.

☐ Effet détoxicant (tabac, alcool), effet antabuse (aide à se dégoûter de l'alcool), aide aux sevrages des drogues et diverses toxicomanies.

☐ Effet protecteur vis-à-vis de certains cancers : on a déjà vu l'action locale sur les nitrosamines… le reste fait partie d'un long débat[8] sur lequel nous reviendrons. Citons seulement ici le

---

[8] A ceux que ce problème concerne plus particulièrement nous conseillons de lire l'ouvrage de Pauling et Stone cité en bibliographie.

Docteur Gladys Bloch, de l'Institut national américain du cancer qui déclarait en 1990 : « Pour de nombreux cancers il exite de plus en plus de preuves de l'effet protecteur anticancéreux de la vitamine C ; effet statistiquement significatif pour les trois quarts des études. Ainsi on s'aperçoit, ajoute-t-elle, qu'une consommation insuffisante de vitamine C double le risque de cancer et que 25 % de la population générale est à risque ».

Quels sont les sujets risquant des déficiences en vitamine C dans les pays industrialisés ?

☐ Tous ceux qui dépensent plus d'énergie : adolescents, femmes enceintes, sportifs et stressés…
☐ Tous ceux dont l'apport risque d'être marginal, par mauvais équilibre alimentaire ou mauvaise qualité de l'alimentation : ceux qui se nourrissent en collectivité (à noter que les causes peuvent s'accumuler : par exemple pour le sportif, l'adolescent ou le vieillard qui vivent en collectivité), les marginaux et les fractions les plus pauvres de la population (qui augmentent par ailleurs leurs besoins par l'alcoolo-tabagisme).
☐ Tous ceux dont l'absorption intestinale risque d'être diminuée par certains médicaments (antiacides contre les douleurs d'estomac,

aspirine, anti-inflammatoires contre les douleurs rhumatismales, pilule anticonceptionnelle), ou qui présentent des risques de malabsorption consécutifs au mauvais état des muqueuses digestives ou de l'appareil buccodentaire (vieillards).
- [ ] Tous ceux dont les besoins sont augmentés : par une dépense anormale d'énergie, par des hémorragies (règles abondantes et prolongées), par la nécessité de lutter contre certains toxiques de l'environnement – nitrates, polluants de type métaux lourds –, chez les opérés et malades convalescents et certaines maladies telles que l'hypothyroïdie, le diabète et les insuffisances surrénaliennes.
- [ ] Certains sujets bénéficiant de traitements lourds tels que les chimiothérapies anticancéreuses, les traitements antiinfectieux en administration prolongée, les dialyses rénales.

Interactions médicamenteuses possibles

- [ ] La vitamine C peut diminuer les effets des antivitamines K utilisées comme anticoagulants.
- [ ] Elle peut diminuer la réabsorption tubulaire des amphétamines et antidépresseurs tricycliques préconisés dans le traitement de certaines pathologies.

☐ Elle peut diminuer l'absorption de la *fluphénazine* (un neuroleptique préconisé dans le traitement de certains états psychotiques).
☐ Elle augmente l'absorption intestinale du fer et son apport doit donc être surveillé dans le cas de l'hémochromatose et chez les sujets ayant une ferritine[9] haute qui témoigne d'un apport et d'un stockage trop important en fer.

---

[9] La ferritine est un examen de laboratoire très courant qui indique l'état des réserves en fer de l'organisme, c'est-à-dire du pool de fer lié aux protéines.

Sept questions

Qui doit prendre de la vitamine C ?

La réponse est à la fois simple et complexe. Elle dépend tout d'abord des seuils de référence: nous avons vu que l'AQR définit le besoin minimal en vitamine, c'est une notion quasi épidémiologique, modulable en fonction des tranches d'âge et modes de vie alors que le BIO (besoin individuel optimum) est une notion individuelle, dépendant de l'évaluation de son propre besoin ou de la mesure de constantes physiologiques personnelles tel, par exemple, ses taux plasmatiques de vitamine.

On constate que 20 % des adultes consomment moins des deux tiers des AQR (Etude INSERM Val de Marne), que le risque de carence chez l'adulte (concentrations plasmatiques inférieurs à 2 mg / l) concerne 3 à 5 % des femmes, 8 à 12 % des hommes. La tranche des plus de 65 ans présente le plus grand risque de déficience: 15 % pour les femmes, 25 % pour les hommes.

Globalement le risque de déficiences et d'états marginaux correspondant à des concentrations plasmatiques inférieures à 3,5 mg/ litre est plus important chez les hommes (10 à 41 %) que chez les femmes (3 à 15 %).

Plus précisément il faudrait définir les états nutritionnels des populations à risques que nous avons définies ci-dessus (sportifs, malades, vieillards, stressés, tabagiques…).

A la question posée on pourrait donc répondre: «presque tout le monde!» ou mieux encore chacun devrait pouvoir, à titre préventif, aux grandes étapes de sa vie, s'interroger sur son besoin en vitamine C et pourquoi pas, le faire évaluer biologiquement? Certains répondront: quel coût! Coût ou économie de santé? La réponse n'est pas évidente.

Alimentation ou supplémentation?

Autre grand débat où il existe deux grandes tendances:
- ☐ La tendance très française des partisans de la seule alimentation.
- ☐ La tendance plus universelle de l'alimentation équilibrée rationnellement et raisonnablement supplémentée.

LA PREMIÈRE est séduisante. Elle consiste à dire alimentation équilibrée = pas de carences (dans le cadre des AQR!). Ce qu'elle ne dit pas (toujours) c'est que l'alimentation doit être de bonne qualité, ainsi que la conservation, la préparation et la cuisson. Mais également que vous ne devez pas fumer, ne pas faire trop de sport, ne pas être enceinte, avoir de bonnes dents, un bon tube digestif, pas trop de stress, pas de pilule contraceptive, etc.

Bravo ! vous n'avez pas besoin de suppléments de vitamine C !

A tout cela on ajoute souvent que, si vous avez des doutes, il vous suffit, afin de couvrir vos déficiences marginales (pas si marginales si on se réfère à ce qui précède), d'ajouter à vos repas 100 g de kiwis, de tomates ou de radis, 200 g de mandarines, d'orange ou d'ananas, ou 400 g de pommes, de carottes (attention : si vous les râpez, elle perdent très rapidement leurs vitamines) ou pommes de terre de plus de trois ans…

En tant que médecin à tendance nutritionniste, je peux vous affirmer qu'en pratique toutes ces conditions sont irréalisables. Ceux qui prétendent qu'une majorité de la population peut les atteindre ne sont que des théoriciens de laboratoires ou d'universités qui ne sont pas souvent en contact direct avec la population et les problèmes socio-économiques de notre temps !

Cette affirmation est dangereuse et conduit bon nombre de nos contemporains à vivre avec des apports marginaux, donc à vivre mal.

On peut se demander quelles sont les vraies raisons de ces prises de position très fréquentes chez les universitaires et que d'ailleurs bon nombre de journalistes se plaisent à reprendre périodiquement. La première réponse qui vient à l'esprit est: «l'ignorance», il pourrait y en avoir d'autres, beaucoup plus polémiques…

LA SECONDE TENDANCE est à la fois plus modeste et plus réaliste: on sait que l'apport idéal par la seule alimentation est difficile à obtenir et que, même si on l'obtient, des modifications de conditions de vie peuvent faire rapidement tout basculer, donc on supplémente.

Bien entendu il ne s'agit pas de supplémenter n'importe qui, n'importe comment! Il s'agit de tenter de définir quel est **l'apport réellement souhaitable pour chacun d'entre nous à un moment précis de sa vie** ou, à défaut quelle est, en fonction de nos paramètres individuels, de notre alimentation, de notre état physiologique, de notre dépense énergétique… la fourchette de supplémentation à l'intérieur de laquelle nous devrions évoluer.

Cette seconde tendance débouche sur la troisième question.

Quelle quantité de vitamine C doit-on prendre ?

Si nous avons compris que la notion d'AQR n'est que minimaliste par rapport au risque de scorbut, comment définir d'autres seuils ?

Les êtres humains font partie des quelques animaux (dont les singes rhésus, les cobayes, certaines chauves-souris et les perroquets) qui ne synthétisent pas leur propre vitamine C et doivent donc entièrement la recevoir de leur environnement. Pauling a toujours pris en exemple le fait qu'une chèvre de 70 kg synthétisait par jour 13 g de vitamine C et qu'en cas de stress cette dose pouvait être multipliée par deux.

En fait un animal dont le rythme métabolique est plus proche du nôtre (singe) synthétise 4 g par jour de vitamine C pour cinquante kilos de poids. En cas de stress cette production peut atteindre 12 g…

La vérité doit donc se trouver entre des AQR améliorées (de 100 à 200 mg/jour) et quelques grammes. Mais où peut-elle se trouver plus précisément ? Pauling a longtemps préconisé des doses de plusieurs grammes. Il relate que, dans les années 1966, après avoir rencontré le Dr Stone (*op. cit.*), il prenait, ainsi que son épouse 3 g par jour…

A ces doses, et sachant qu'il faut 18 oranges de bonne qualité, la nécessité d'une supplémentation est évidente.

De nos jours, les recommandations de l'Institut Linus Pauling sont beaucoup plus modestes (de 200 à 500 mg par jour). Pourquoi ce changement ? Tout simplement parce que depuis les années 1960 on a découvert les fonctions et interactions des divers antioxydants[10]. Les recommandations nutritionnelles associent aujourd'hui vitamine C, bioflavonoïdes, vitamine E, sélénium et d'autres antioxydants végétaux: thé vert, thé blanc, gingko biloba, etc., ce qui permet de réduire les doses de chacun d'entre eux.

Mais comment préciser ces doses? Quelques laboratoires d'analyses[11] réalisent des mesures du pouvoir oxydatif du sérum, des mesures de taux plasmatiques de vitamines, notamment les vitamines C et E, d'éléments antioxydants comme le sélénium et les enzymes antioxydantes dans lesquelles ils jouent un rôle ou des tests d'évaluation du stress oxydatif. C'est une façon de répondre à la question qui n'est pas forcément, à terme, pour la santé, la plus compliquée ou la plus coûteuse.

Les doses moyennes proposées par l'Institut Linus Pauling, à titre de prévention des maladies chroniques pour un adulte d'âge moyen en relative bonne santé seraient donc comprises entre 200 et 500 mg par jour.

Pourquoi ces chiffres déjà largement supérieurs aux AQR nous semblent personnellement insuffisants?

---

[10] Antioxydants: toute substance permettant de lutter contre le stress oxydatif, telles que les vitamines A, E, C ou encore le sélénium, bien d'autres nutriments ou plantes. Pour plus de détail lire les deux ouvrages écrits par l'auteur: plaquette *Les antioxydants*, Editions S-Nature, 17, rue de la Galère, 72000 Le Mans ou *Bible des Vitamines*, Editions Albin-Michel.

[11] Nous donnons une liste non exhaustive en fin d'ouvrage.

Lorsque l'on analyse la saturation des globules blancs et du plasma pour des doses supérieures à 200 mg, on constate que la courbe a tendance à s'aplatir et qu'il faut beaucoup de vitamine C en plus pour élever un peu la courbe.

On constate cependant que, même au-delà de 1000 mg, les globules blancs et le plasma continuent de se charger en vitamine C. Dans d'autres tissus, l'œil en particulier, les concentrations sont bien supérieures lorsque les doses sont augmentées.

Dans ma pratique quotidienne personnelle, je préconise par expérience et à la suite de nombreuses évaluations cliniques et biologiques, pour un maximum d'optimisation de la forme, de la santé, et pour un adulte, des doses quotidiennes de 500 à 1000 mg. Mais rappelons qu'il s'agit ici de **simple prévention** ou **d'optimisation de la santé** qui suppose un sujet «théoriquement» en bonne santé apparente, ayant une alimentation relativement équilibrée, d'éventuels apports rationnellement contrôlés en antioxydants (vitamine E, sélénium, flavonoïdes…) et n'ayant pas des conditions de vie et/ou des besoins ou dépenses énergétiques trop marginales ou exceptionnelles.

Vitamine C naturelle ou de synthèse ?

Juridiquement, en France, on ne peut qualifier un produit de « naturel » que si il est extrait naturellement et se présente à la consommation sans avoir subi aucune modification permettant son conditionnement et sa conservation. On comprend aisément que beaucoup de produits étiquetés comme « naturels » ne répondent pas en fait à cette définition !

Au plan strictement biochimique, la formule et la structure spatiale de la molécule d'acide ascorbique dite de synthèse ou « naturelle » est exactement la même et il en est de même de leurs propriétés.

La frontière est plus ténue que vous ne le pensez peut-être : les formes de vitamine C dites « naturelles » sont pour la plupart des capsules d'acerola ou parfois des jus de fruits (argousier, kiwis, agrumes…). Il semble difficile, quand on connaît la fragilité de ces substances de garantir une teneur en vitamine C comme le font bon nombre de fabricants, ou alors, n'ajouteraient-ils pas un peu de vitamine C dite « de synthèse », ce qui serait une façon « inattaquable » de résoudre ce problème puisque l'on a aucun moyen biochimique de faire la différence ?

Par contre, les vitamines C dites « de synthèse » sont fabriquées certes par intervention biochimique de solvants ou d'extractions, mais à partir de végétaux.

Nous avons interrogé les Laboratoires Roche (Centre Européen d'Information sur les Vitamines – CEIV) principaux fabricants mondiaux d'acide ascorbique dit «de synthèse».

Le procédé a été mis au point par Reichstein, Grüssner et Oppenauer et publié dans «Helvetia Chimica Acta», le 14 août 1933. Un brevet a été déposé le 23 octobre de la même année dont la licence a été concédée à F. Hoffmann-La-Roche et Cie.

Il s'agit d'une transformation assez simple en six étapes à partir du glucose (le sucre simple) qui va fournir 1 kg d'acide ascorbique à partir de 4 kg de glucose:

1re étape: production de sorbitol par hydrogénation du glucose;

2e étape: production de sorbose par oxydation du sorbitol;

3e étape: production du diacétonorbose par acétonositation du sorbose;

4e étape: production de l'acide diacétanegulonique par oxydation du diacétonorbose;

5e étape: production d'acide ascorbique brut par réarrangement de l'acide diacétonegulonique;

6e étape: purification de l'acide ascorbique brut pour obtention de l'acide ascorbique pur.

Seuls ces formes et procédés de fabrication permettent d'obtenir, de façon fiable, des poudres conduisant à la fabrication de comprimés à teneurs garantie de 250, 500, 750, 1000, 1500 mg ou plus. Et c'est de ces doses dont nous avons souvent besoin.

A contrario, il peut être intéressant de prendre – seules ou en association avec des comprimés ou poudres de vitamine C dites «de synthèse» – des formes «d'extraction naturelle» qui, du fait du totum végétal qu'elles apportent, peuvent introduire dans l'organisme des éléments complémentaires (fibres, minéraux, oligo-éléments, autres vitamines et nutriments…) bénéfiques pour l'organisme : mais il ne s'agit plus alors d'apport en vitamine C seule et de ses seules propriétés.

Je pense donc que ces formes «naturelles» sont surtout très utiles chez les enfants et que l'on pourrait, en outre, les préconiser d'une façon plus générale en même temps que les formes plus fiables dites «de synthèse» dans le but d'éventuellement amplifier leurs effets.

La vitamine C dite «de synthèse» est donc bien fabriquée «in vitro» avec le même point de départ et d'arrivée que celui utilisé par la nature à partir de certains fruits et légumes et la molécule finale est identique. Seuls les procédés et les coûts de production changent.

Nous voyons donc qu'opposer vitamine C dite «naturelle» ou «de synthèse» est un débat bien inutile, à moins qu'il ne profite à certains intérêts commerciaux qui n'ont que faire des véritables intérêts des consommateurs.

Comment et quelle forme de vitamine C doit-on prendre ?

Conseils généraux en dehors de cas particuliers que nous traiterons plus loin

La forme la plus commune que l'on devrait trouver dans toutes les pharmacies est l'acide ascorbique ou l'acide déhydroascorbique. Il s'agit d'une poudre blanche, plus ou moins cristalline, sans odeur et légèrement acide au goût que tout pharmacien devrait pouvoir vous vendre «en vrac» sans limitation de volume. Un milligramme d'acide ascorbique est l'unité de base. On trouve également de l'ascorbate de sodium et de l'ascorbate de calcium. Un milligramme d'acide ascorbique correspond à un milligramme d'acide déhydroascorbique et 0,89 mg d'ascorbate de sodium. Dans la pratique nous préférons (sous réserve de ne pas avoir de contre-indication à l'apport de sel) l'ascorbate de sodium qui est moins acide. Il nous arrive souvent de conseiller une «préparation magistrale» (réalisée par le pharmacien) associant à quantités égales acide ascorbique, ascorbate de sodium et ascorbate de calcium, ceci afin de limiter les apports en sel et l'acidité finale de la poudre.

Je préfère de très loin cette forme «brute» à tous les sachets plus ou moins aromatisés et souvent sucrés avec des risques d'adjonction de conservateurs.

En pratique une cuillère à café rase contient environ trois grammes d'acide ascorbique et une cuillère à thé (ou à moka) 2 g.

Il semble primordial, afin d'assurer une saturation maximale des tissus cibles[12] de pouvoir étaler la prise de vitamine C sur toute la journée. C'est pour cela que nous conseillons souvent de la dissoudre dans 1 à 1,5 l d'eau à boire tout au long de la journée. Il est bien évident que cette boisson doit être conservée dans de bonnes conditions : pas trop de lumière et de chaleur, donc en bouteille isotherme l'été. La préparation peut être faite le matin pour toute la journée. Au pire on peut la préparer la veille au soir et la tenir au frais et dans l'obscurité. On peut ajouter et mélanger divers extraits de plantes, certains médicaments ou suppléments présentés en ampoules ou en sachet. Dans certains cas (voir plus loin) vous verrez que le chlorure de magnésium est le bienvenu[13]. Il m'arrive souvent de conseiller des ampoules de citrate de bétaïne qui améliorent encore le goût et la digestibilité du produit.

---

[12] Voir le chapitre «Mais que fait donc l'organisme des excédents de vitamine C ?».
[13] Lire *Le chlorure de magnésium*, Marie-France Muller, Editions Jouvence, 1998.

Dans le cadre de ce chapitre de conseils généraux on peut affirmer qu'une dose de deux grammes ainsi diluée et répartie sur la journée ne provoquera en général aucune réaction. Mais ce ne peut être vrai à 100 % et ce pour deux raisons:

☐ Certains sujets peuvent avoir des troubles digestifs, souvent des infections avec des colites de type diarrhéique que la vitamine C, même à cette dose, peut aggraver. Il faut alors leur conseiller, soit de réduire la dose, soit de traiter la cause. En dehors des traitements médicaux on peut leur conseiller la prise de substances dites «probiotiques» de type «acidophilus-bifidus».

☐ D'autres peuvent avoir une sensibilité gastrique particulière et ressentir cette préparation comme «indigeste» ou acide (alors qu'elle ne l'est pas vraiment par rapport à l'acidité de l'estomac). Il faudra alors utiliser d'autres formes.

Cette «préparation» ne permet pas d'absorber la vitamine C pendant 24 heures, ce qui est intéressant pour mieux profiter de ses effets. Pour un effet continu sur 24 heures, il faut avoir recours à la vitamine C en comprimés dits «à action retard» ou «activité prolongée».

Il existe plusieurs dosages de ces comprimés: 500, 750, 1000 ou 1500 mg. Ce sont des comprimés faits de poudre fortement compressée et entourée d'une enveloppe qui ralentit leur dissolution dans le tube digestif.

Dans ces comprimés, la vitamine C est souvent associée à des «bioflavonoïdes d'agrumes» vitamine P.

Avantages de cette forme d'administration: ces comprimés délivrent leur dose en 6 à 8 heures, évitant ainsi de saturer les cibles de la vitamine C et optimisant son absorption. Mais l'avantage essentiel consiste dans le fait de pouvoir continuer, pendant la nuit, à délivrer la vitamine C à l'organisme puisque, comme nous allons le voir, la vitamine C n'empêche pas de dormir. L'administration nocturne de vitamine C est essentielle pour tous ceux qui ont besoin d'un apport afin d'améliorer les problèmes liés au système immunitaire, à la fatigue ou à des troubles du psychisme.

Inconvénient de cette forme d'administration : les comprimés, à partir de 750 mg sont assez gros et certaines personnes peuvent, de ce fait, avoir du mal à les avaler. D'autres digèrent mal «la matrice» qu'ils retrouveront intacte dans les selles (mais la vitamine contenue dans la matrice a été absorbée).Il faut absolument éviter de les couper ou de les écraser car ils perdraient alors leur effet dit «retard».

Dans les cas (rares) où la vitamine C, prise sous forme de poudre diluée dans une boisson et répartie dans la journée – associée (ou non) à un comprimé matin et soir «à action prolongée» – provoquerait une intolérance digestive (acidité, douleur de l'estomac ou de l'intestin, diarrhée), et en attendant de traiter spécifiquement l'origine de ce symptôme, on conseille la prise de comprimés d'Ester C[14], forme « non acide » de vitamine C, présentée, en général, en comprimés à 500 mg.

Précisons que ces comprimés n'ont pas d'action dite « retard ».

Toutes les recommandations précédentes s'appliquent aux sujets « théoriquement » en bonne santé et sans besoins particuliers : jeunes, en forme, sans maladie, sans stress, non fumeurs, non buveurs, pas trop sportifs, femmes non enceintes ni allaitant, bref… une fraction limitée d'entre nous. Tous les autres sont bien entendu invités à se rendre au chapitre « Intérêt et résultats de la supplémentation en vitamine C en situations particulières », p. 66.

---

[14] C'est la condensation d'un alcool organique sur un acide organique. Cet assemblage moléculaire va donner au produit final des propriétés particulières comme une moindre acidité, une meilleure digestibilité et un profil d'absorption tissulaire différent. Anthony Verlangieri a présenté à la dernière convention du « National Nutrition and Food Association » de juillet 1997, à Las Vegas, des travaux montrant que l'ester C agissait plus vite et plus longtemps que la vitamine C classique, notamment sur le nombre de globules blancs qui étaient multipliés par deux. Des chiens arthrosiques ont une mobilité articulaire augmentée de 67 % avec la vitamine C et de 152 % avec l'ester C.

La vitamine C
empêche-t-elle de dormir?

Nous abordons la première grande idée reçue à propos de la vitamine C. Combien de fois ai-je entendu:

☐ Docteur, dois-je prendre ma vitamine C le soir? cela ne va-t-il pas m'empêcher de dormir?

☐ Quand ce n'est pas carrément: votre comprimé de vitamine C du soir m'empêche de dormir!

A la décharge du public, il faut bien reconnaître que cette idée – ne devrais-je pas dire ce «conditionnement» est largement répandu dans les médias, souvent affirmé et réaffirmé dans beaucoup d'officines pharmaceutiques et de cabinets médicaux.

Pardonnons l'ignorance! Lorsque j'ai visité l'Institut Linus Pauling, je ne me suis pas gêné de poser la question. Les petits sourires étaient déjà un préambule de réponse.

— «Venez voir nos cobayes» me répondit un des chercheurs.

Je me retrouvais devant des cages de sympathiques cobayes avec des tracés d'électroencéphalogrammes affichés sur le mur. Il s'agit – m'expliqua un des chercheurs – de tracés effectués au cours du sommeil, sans et avec doses de saturations plasmatiques et cellulaires d'acide ascorbique. Vous voyez que les tracés de sommeil des animaux «chargés» en vitamine C comportent beaucoup plus d'ondes de repos et que leurs cycles de sommeil sont bien plus importants et réguliers. C'est la preuve (sur l'animal) que non seulement la vitamine C n'empêche pas de dormir mais qu'elle améliore la qualité du sommeil.

Je ne sais pas si cette expérience a été faite depuis, chez l'homme, mais ce que je sais c'est que la plupart de mes patients à qui j'ai conseillé de prendre leur dose vespérale d'acide ascorbique ne se sont pas plaints de voir leur sommeil altéré.

Bien au contraire, certains ne peuvent plus s'en passer, et il s'agit de sujets prenant parfois des doses très supérieures à celles que prennent une majorité de gens.

Dans le numéro d'août 1993 du magazine *Sciences et Avenir* le professeur Alain Lemoine, chef de service de gastro-entérologie et nutrition de l'hôpital de Nevers, tient les mêmes propos, tout en constatant que, rarement, certains sujets ayant des pathologies touchant l'équilibre des neurotransmetteurs et notamment des taux élevés de noradrénaline, (le neurotransmetteur de l'éveil) pouvaient voir leur faculté d'endormissement diminuer avec la prise vespérale de vitamine C.

Alors pourquoi cette «idée toute faite» est-elle tellement répandue ?

A mon avis il y a deux origines :

☐ La PREMIÈRE vient du fait que certains sujets fatigués ayant un faible taux circulant d'hormones surrénaliennes peuvent, au début d'une supplémentation, ressentir une certaine euphorie ou même excitation qui va, pendant quelques jours, rendre leur endormissement un peu plus difficile. Cela ne dure que quelques jours et va se régulariser tout seul.

☐ La SECONDE, beaucoup plus répandue, proviendrait du fait que certaines préparations de vitamine C, comprimés effervescents ou sachets de poudres solubles, contiennent souvent des excipients à base de sucres et en particulier de glucose. Or le glucose, sucre d'assimilation rapide par définition, provoque une stimulation physique et énergétique de l'organisme qui, si l'on prend le sachet le soir, peut retarder votre endormissement.

C'est pour cette raison que je ne recommande pas ces formes et présentations qui, malheureusement, sont encore majoritaires sur le marché de la vitamine C. Cependant vous pourrez toujours, dans ce cas, diluer les comprimés ou les sachets dans une boisson que vous prendrez au cours de la journée.

Et si vous voulez augmenter votre taux nocturne d'acide ascorbique dans votre sang et vos cellules, ce que je vous conseille vivement, il ne vous reste qu'une solution : les comprimés à «action prolongée» de vitamine C que vous prendrez juste au coucher.

Essayez ! vous verrez comme vous dormirez mieux au bout de quelques jours.

La vitamine C présente-t-elle des dangers, des contre-indications ?

Les absurdités et incohérences que l'on entend à ce sujet sont innombrables et effarantes. Pire: on les retrouve non seulement dans la bouche de certains médecins ou pharmaciens (qui refusent même parfois de délivrer certaines ordonnances!), mais également dans des rapports officiels de la DGCRF[15], des arrêts de Justice[16], des rapports[17] destinés à l'établissement de réglementations tant nationales qu'internationales.

---

[15] Organisme français: Direction Générale de la Répression des Fraudes. Cette administration, au demeurant fort utile dans de multiples domaines, fonde malheureusement son activité concernant la régulation des «compléments alimentaires» donc de la vitamine C vendue hors prescription médicale sur des rapports scientifiques contestés et souvent contestables.

[16] Ces arrêts de Justice concernent les procès intentés aux fabricants et distributeurs de compléments alimentaires la plupart du temps sur plainte de la DGCRF. L'action vise théoriquement à protéger le consommateur. Mais comme elle se fonde (nous ne parlons ici que de vitamine C, mais le «cas d'école» peut être extrapolé à beaucoup d'autres compléments alimentaires) sur de très contestables opinions scientifiques, c'est tout le contraire qui se produit: on harcèle des professionnels et des commerçants, on perturbe l'esprit des consommateurs… on empêche les gens de prendre sereinement certains compléments qui seraient, à mon avis, bien plus utiles et bien moins dangereux pour leur santé que bon nombre de médicaments qu'on leur laisse consommer sans sourciller.

[17] Depuis une année l'UPSNB (Union européenne des professionnels de la supplémentation nutritionnelle et botanique.

Par exemple :
- ☐ La vitamine C peut provoquer ou favoriser des calculs rénaux.
- ☐ La vitamine C augmente dangereusement l'absorption du fer.
- ☐ La vitamine C provoque des troubles digestifs et des diarrhées.
- ☐ La vitamine C détruit les autres vitamines, notamment la vitamine B12.
- ☐ La vitamine C est dangereuse pour la femme enceinte, nocive pour la fertilité.
- ☐ La vitamine C peut augmenter le stress oxydatif.
- ☐ La vitamine C augmente le risque vasculaire en rétrécissant les artères.

Beaucoup de ces prétendus dangers sont d'ailleurs exprimés pour des doses quotidiennes supérieures à 4 g par jour, ce qui n'est pas la dose de supplémentation d'une majorité d'entre nous. La dernière en date (le prétendu rétrécissement des artères carotides) l'étant pour des supplémentations supérieures à 500 mg.

L'argument le plus souvent retrouvé reste celui des calculs rénaux et provient du fait qu'une

---

Adresse : 92, avenue Louise, 1060 Bruxelles – Belgique – Groupement Européen d'Intérêt Economique, regroupant les professionnels européens de la fabrication et distribution des compléments alimentaires, établit un « contre-feu » aux multiples attaques vis-à-vis des compléments alimentaires dans l'Union Européenne. Ce groupement intervient activement dans la rédaction des prochaines directives européennes concernant la réglementation vis à vis des compléments alimentaires.

grande majorité de ces calculs (que vous ne risquez de faire que si vous avez la prédisposition génétique vous permettant de les faire) est formée à partir de l'acide oxalique qui lui-même se forme à partir de l'acide ascorbique. Chez ces sujets on déconseille vivement la consommation des aliments oxalophores, comme cacao, café, thé, poivre, épinards, oseille, rhubarbe figues sèches, des aliments riches en acide oxalique comme tomates, concombres, poireaux, pommes de terre, haricots verts, haricots secs, choux, prunes, endives et on déconseillerait la prise de vitamine C. Or il a été démontré[18] qu'il existait un seuil de saturation au cours de cette transformation et que la consommation d'acide ascorbique au-delà de 50 mg ne provoquait plus d'augmentation de la synthèse dans notre organisme d'acide oxalique.

Un grand nombre d'études scientifiques ont vérifié qu'au-dessous de 5 g par jour d'acide ascorbique, on ne constatait pas d'élévation des taux d'oxalates dans les urines et qu'il fallait des supplémentations de près de 10 g pour élever ce taux très légèrement et bien au-dessous de ce que l'on constatait dans le cadre de pathologies liées à l'hyperoxalurie. Patricia Hausman dans son livre « best seller » *The Right Dose*[19] ne relève en quarante ans

---

[18] Kalmet, Hartmann, Hornig: Steady-State Turnover and Body Pool of Ascorbic Acid in Man. *Ann J. Clin. Nutr. 32: 530-539, 1979.*

[19] Ballantine Books, New York, 1989, pages 184-185.

dans la littérature médicale que sept cas permettant de suspecter une apparition de calculs rénaux en relation avec une supplémentation en vitamine C. Toutefois il s'agissait de personnes prédisposées qui avaient déjà fait des calculs par le passé, de sujets ayant des pathologies lourdes et d'autres déficits nutritionnels et de supplémentations toujours supérieures à 4 grammes par jour.

Vous pouvez donc, sans crainte, prendre, selon vos besoins des supplémentations inférieures à ces doses et, au pire, si vous avez peur, si vous êtes prédisposé, ou s'il y a eu des antécédents de calculs rénaux oxaliques dans votre famille vous pouvez faire doser votre oxalurie.

Concernant l'absorption du fer, il est vrai que la vitamine C a un effet positif. Cet effet permet d'améliorer le traitement de certaines anémies dites ferriprives (par manque de fer). Ces anémies ou déficiences en fer sont fréquentes dans la population actuelle pour cause de mauvais équilibre alimentaire et plus encore chez les femmes ayant des pertes de fer à la suite de règles trop longues et trop abondantes, en cours de grossesse, chez les adolescents surmenés au plan intellectuel et sportif, au cours de certaines maladies, traitements médicamenteux ou convalescences. Elles occasionnent des états de fatigue, de manque d'énergie, voire de «pseudo-dépressions», des problèmes de cicatrisation, de l'émotivité exacerbée, parfois des palpitations et des troubles de la circulation veineuse. Les laboratoires pharmaceutiques ont tenu compte de ce fait puisqu'ils associent souvent l'acide ascorbique aux sels de fer dans leurs préparations. Mais si la vitamine C augmente l'absorption du fer chez les personnes déficitaires, il a été démontré[20] que cet effet était inexistant chez les sujets non déficitaires en fer. Seule l'hémochromatose, une maladie génétique rare qui a pour conséquence une fixation excessive et toxique du fer dans l'organisme doit contre-indiquer la prise de doses d'acide ascorbique supérieures au «minimum journalier recommandé». Mais cette maladie nécessite des surveillances et traitements médicaux, elle est donc connue des sujets qui en sont porteurs.

Concernant les troubles digestifs, il faut distinguer les douleurs et brûlures gastriques des diarrhées. En théorie l'acide ascorbique, bien moins acide que l'acide sécrété par notre estomac, n'a aucune raison d'agresser notre muqueuse. Bien au contraire la consommation régulière de vitamine C constitue un des facteurs permettant d'éradiquer une maladie infectieuse de l'estomac, l'infection à *helicobacter pylorii* qui, elle, est à l'origine de la gastrite ou des ulcères. Il s'avère par contre que certaines personnes présentent, souvent sans le savoir, des infections chroniques, des parasitoses, ou des mycoses, réagissent un peu douloureusement à la

---

[20] Cook, Watson, Simson, Lipschitz, Skikne: The Effects of High Ascorbic Supplementation on Body Iron Stores, *Blood 64: 721-726, 1984.*

prise de vitamine C. Je ne considère pas qu'il s'agit là d'un effet négatif mais plutôt d'un «signal diagnostic» qui permet de conseiller à ces personnes de faire des analyses ou examens complémentaires à la recherche de ces affections afin de les traiter. Dans l'attente de ces traitements, on pourra toujours leur conseiller de prendre des formes non-acides telles que l'Ester C, que nous avons détaillé précédemment.

Concernant les diarrhées ou plutôt les accélérations du transit intestinal, elles témoignent de la saturation du seuil d'absorption digestive et permettant de mieux préciser les apports optimum dans un certain nombre de circonstances que nous aborderons plus loin. Comme ci-dessus, certaines personnes porteuses d'infections à germes, champignons ou parasites peuvent réagir exagérément. Il s'agit encore là d'un «signal diagnostic» tout à fait positif..

La vitamine C détruirait-elle les autres vitamines et notamment la vitamine B12 ?
Il s'agit là d'une vieille idée qui fut démentie aux Etats-Unis dès 1976. Si vous avez une nourriture équilibrée et que vous êtes en «relative bonne santé», concept qui reste bien évidemment théorique, vous ne risquez pas de manquer de vitamines, moins encore en prenant de la vitamine C. Si vous avez, souvent à juste titre, la peur d'être «limite» par rapport à vos apports diététiques, prenez donc tous

les matins un comprimé d'une préparation dite «multivitamines» et un autre dit «multiminéraux». Les faibles doses de nutriments présents dans ces préparations sont absolument sans danger et élimineront tout risque de déficience.

Si vous avez des déficiences nutritionnelles constatées cherchez ailleurs que dans vos apports en vitamine C!

La vitamine C serait elle dangereuse chez la femme enceinte? Peut-elle altérer la fertilité?
Bien au contraire, le fait d'être enceinte ou d'allaiter augmente au moins par deux les besoins en vitamine C. De plus il a été démontré en 1973 par Stone que des doses supérieures à 10 g par jour n'altéraient ni la santé de la mère, ni celle de l'enfant à naître. Jean Paul Curtay et Thierry Souccar (*op. cit.*, p. 244) rapportent qu'un groupe de 3000 femmes ont reçu pendant des années des supplémentations quotidiennes de 2 à 10 g de vitamine C sans que la fertilité, le développement du fœtus ou de l'enfant ne soient perturbés. Bien au contraire, en 1981 Hornig et Moser démontrent que des supplémentations de vitamine C de 500 à 2000 mg pouvaient constituer un traitement efficace de l'infertilité.

Récemment on a lu dans quelques médias faisant écho à des publications à destination des médecins que «trop de vitamine C» risquait

d'aggraver le stress oxydatif au lieu de le diminuer. A cette subtile argumentation, il existe plusieurs réponses :

Tout étudiant en médecine apprend, dès ses premières années de biochimie théorique, que l'acide ascorbique, comme beaucoup d'autres substances, est «ubiquitaire», c'est-à-dire que son activité varie ou s'inverse en fonction des doses. Tout le problème consiste donc à connaître ce seuil biochimique qui n'a pas obligatoirement de traduction clinique. Dans ma pratique personnelle de supplémentation, je n'ai jamais rencontré un seul indice clinique ou biologique me permettant de penser qu'une supplémentation en vitamine C pouvait augmenter un symptôme ou aggraver une maladie liée au stress oxydatif. Bien au contraire, toutes les analyses directes ou indirectes de stress oxydatif au cours des pathologies qui le génèrent, indiquent que les apports en vitamine C sont favorables et très souvent insuffisants.

De plus il est infiniment rare qu'au cours de ces situations on se contente d'une supplémentation en un seul antioxydant, en l'occurrence la vitamine C. Toutes ces pathologies inflammatoires chroniques, qu'il s'agisse d'infections, de maladies auto-immunes, de cancers… sont améliorées dans la plupart des cas par la prise d'antioxydants tels que vitamine C, vitamine E, carotènes, sélénium, etc. car toutes ces molécules agissent en synergie, se relayent, se protègent l'une l'autre dans leurs activités.

Confirmant mon expérience personnelle, de multiples et très nombreuses études de Pauling à nos jours indiquent un effet extrêmement favorable de la supplémentation en vitamine C à des doses parfois de plusieurs grammes sur ces pathologies, qu'elles soient aiguës ou chroniques. Nous y reviendrons.

La vitamine C aurait des effets négatifs sur la pathologie circulatoire, ce qui serait prouvé par une étude récente qui montre que la prise quotidienne de 500 milligrammes de vitamine C réduirait le diamètre des artères carotides.

Une étude présentée par le Dr James Dwyer et ses collègues de l'American Heart Association au congrès de San Diego en mars 2000 avait suggéré que des prises de vitamine C supérieures à 500 mg par jour pouvaient être mauvaises pour les artères et réduiraient le diamètre des artères carotides.

Comme d'habitude, la presse anglaise et française spécialisée et grand public a largement relayé cette «information» plongeant certains consommateurs dans la panique!

Critiqués par de nombreux scientifiques, les auteurs ont fini par reconnaître que leur communication n'était que strictement épidémiologique et ne reposait sur aucun résultat contrôlé.

Le Professeur Balz Frei (professeur de biochimie et biophysique, Institut Linus Pauling) répond que plus de vingt études publiées depuis 1996 dans la revue *Circulation* ont largement démontré les effets positifs de la vitamine C sur le cœur et la circulation. Une dose quotidienne pendant 30 jours de 500 mg d'acide ascorbique induit une vasodilatation artérielle chez les sujets malades équivalente à celle que l'on observe spontanément chez les sujets sains. Les bénéfices des supplémentations en vitamine C se sont avérés positifs chez des patients très différents: angine de poitrine, infarctus, hypertension artérielle, diabète, taux élevés de cholestérol, taux élevés d'homocystéine et fumeurs.

Une étude récente publiée dans le *Lancet* a montré qu'une supplémentation de vitamine C (500 mg) pendant trente jours réduisait la tension artérielle (facteur majeur de risque cardiovasculaire) chez des hypertendus modérés.

Il n'y a donc aucune raison d'avoir peur de la vitamine C, ou même de ne pas se supplémenter, si l'on est dans une situation de risque cardiovasculaire.

Même le très prudent rapport «Bernier» commandité par le Ministère de l'Economie et des Finances, du Travail et des Affaires Sociales, de l'Agriculture, de la Pêche et de l'Alimentation et avalisé par le peu révolutionnaire et feu Comité Supérieur d'Hygiène Publique (France), constate:

«Des quantités importantes de vitamine C pourraient être ingérées chaque jour et bien tolérées:

> La consommation de quantités élevées ou mêmes très élevées de vitamine C est sûre et entièrement dépourvue d'effets secondaires.[21]

15 à 30 g par jour d'après Wintermeyer[22], 15 g par jour pendant plusieurs mois d'après White[23] et 100 g par jour par voie orale d'après Pauling[24] et définit finalement «une dose limite de sécurité» c'est-à-dire une dose pouvant être consommée, en plus de l'apport alimentaire, pendant toute une vie (!!!), sans avoir de possible influence néfaste sur la santé, de 1000 mg par jour, ce qui fait quand même pas mal!»
Nous citerons pour terminer une méta-analyse conduite par Bendich en 1997, portant sur quatorze essais cliniques publiés entre 1993 et 1996 au cours desquels la vitamine C fut administrée à raison de 1000 mg par jour (jusqu'à 6000 mg pour certains) chez 1599 sujets pendant une période de 3724 jours, qui n'a mis en évidence aucun des effets secondaires mentionnés, de façon anecdotique par certains auteurs.

---

[21] Safety of antioxydant Vitamins and Beta-Carotene. *Am. J. Clin. Nutr.* 62, 1995, 15105-15165
[22] Wintermeyer U. Vitamin C, Entdeckung, Identifizierung und Synthese, heutige Bedeutung in Medizin und Lebensmitteltechnolofie (*Deutscher Apotheker Velrag,* Stuggart, 1981
[23] White DJ, *N Engl Journ of Med* 1981; 304: 1978
[24] Pauling L. *Am J Clin Nutr* 1981; 34: 1978

Les seules vraies contre-indications sont finalement :
- [ ] La période néonatale, c'est-à-dire le premier mois de la vie car les globules rouges de la vie fœtale, protégés de l'exposition à l'oxygène, risquent de se rompre et de se renouveler exagérément.
- [ ] L'hémochromatose, maladie familiale connue car nécessitant des surveillances et des traitements particuliers.

On peut ajouter une recommandation de prudence chez les sujets prédisposés personnellement ou dans leur famille à faire des calculs rénaux d'acide oxalique et leur recommander soit de ne pas dépasser trois grammes par jour, soit de faire doser, pour des supplémentations plus importantes, leur oxalurie.

Pas de quoi faire peur ! Comme continuent de le faire certains médecins, certains pharmaciens ou certaines administrations qui voudraient nous faire croire qu'il ne faut pas dépasser les « doses minimalistes autorisées » (AQR, DJR), que la vitamine C serait plus dangereuse que l'aspirine, ses dérivés ou la codéine vendues sans aucune contrainte réglementaire dans toutes les officines de France.

Mais que fait donc l'organisme des excédents de vitamine C ?

Nous avons traité cette question à part du fait que les « empêcheurs de se vitaminer en paix », après avoir agité le spectre des dangers de l'acide ascorbique, finissent toujours par cet argument :

— « De toutes façons vous perdez votre temps et votre argent, car en prendre plus que les AQR ne sert à rien puisque vous la pissez ! »

Et là, le docte a parlé : tout est dit !

Au « docte » je répondrai : pourquoi ces affirmations tellement péremptoires ? La réponse vient d'elle-même : l'enseignement de la médecine dans notre pays est rédigé et fait par des gens qui ont appris la médecine bien avant que les notions théoriques, biochimiques et cliniques en relation avec le stress oxydatif, les antioxydants (et donc la vitamine C), les neurotransmetteurs, les phénomènes enzymatiques et beaucoup d'autres choses ne soient connus.

Malheureusement beaucoup de conceptions médicales quotidiennement utilisées en clinique et thérapeutique reposent sur des théories grossières ou dépassées qui feraient sourire pas mal de chercheurs dans des disciplines fondamentales telles que biophysique, biologie moléculaire ou biochimie. Et malheureusement ce ne sont pas ces chercheurs qui enseignent la médecine !

L'affirmation du « docte confrère ou pharmacien » qui vous enverra « pisser votre vitamine C (et quelques autres) » procède du raisonnement simpliste consistant à supposer qu'il existe un besoin, que ce besoin est le même pour tous, qu'il a été défini une bonne fois pour toutes par le Ministère de la Santé et ses Agences et que ses Administrations doivent veiller à ce que vous ne « fraudiez » pas en dépassant ce besoin ou en incitant vos semblables à le dépasser.

Essayons de répondre : existe-t-il un besoin, comment le définir ? Est-ce un besoin plasmatique, cellulaire, tissulaire ? Comment comparer ces différents besoins ? Le fait d'éliminer de la vitamine C dans ses urines peut il être un élément permettant de préciser ces besoins et lesquels ?

Nous avons vu, p. 10 qu'il existait un seuil de saturation plasmatique de 6 à 14 mg d'acide ascorbique par litre de plasma, en moyenne 8 à 10 mg et qu'il existait un seuil de saturation lymphocytaire en moyenne de 30 µg pour 108 cellules.

Il faut un apport journalier d'environ 100 mg par jour d'acide ascorbique pour atteindre ces moyennes qui correspondent à une dose totale d'acide ascorbique dans l'organisme de 1500 mg, mais lorsque l'on augmente les apports au dessus de 100 mg/jour et pratiquement jusqu'à 500 mg, on arrive à saturer les concentrations plasmatiques vers 14 mg avec une dose totale d'acide ascorbique de 2000 à 3000 mg[25].

Il s'agit donc là d'une première contradiction formelle aux doctes affirmations essayant de fixer un seuil et de le fixer aux AQR puisque si l'on éliminait dans l'urine toute la vitamine C au-delà de l'AQR on n'arriverait pas à augmenter les seuils de saturation.

Mais ce n'est pas la seule contradiction, car ces mesures ont été faites sur des sujets en relative bonne santé, c'est-à-dire supposés non atteints de pathologies chroniques.

Or toutes les mesures que l'on peut faire en clinique humaine, soit de concentrations plasmatiques ou cellulaires d'acide ascorbique (et d'autres antioxydants ou nutriments), soit de systèmes enzymatiques connus en relation avec la présence dans l'organisme de ces nutriments, indiquent que les seuils varient considérablement dans le cadre d'inflammations et d'infections chroniques, qu'elles soient auto-immunes (rhumatismes), bactériennes ou virales, ou dans le cadre de l'évolution de certains cancers.

J'irai même encore plus loin en affirmant que chez les sujets porteurs de la plus agressive inflammation chronique connue, celle provoquée

---

[25] Baker, Saari, Tolbert : Vitamin C : Human requirements, *Am J. Clin. Nutr.* 19 : 371, 1966.

par le virus HIV, on a beaucoup de peine à atteindre, même avec des supplémentations quotidiennes de plusieurs dizaines de grammes, le minimum des seuils de saturation plasmatique.

Vingt-cinq ans d'expérience en ce domaine, vingt-cinq ans de résultats positifs et d'améliorations dans des maladies aussi différentes que des infections chroniques, des allergies chroniques, des cancers ou des séropositivités en évolution me permettent d'affirmer qu'il n'existe pas de seuil statistique, que chaque patient a le sien, qu'il évolue au gré de sa maladie, de ses améliorations ou de ses aggravations, qu'il est capital de le déterminer afin de pouvoir lui proposer des supplémentations exactement adaptées à ses besoins.

Malheureusement pour moi, je n'ai rien inventé, car beaucoup savent depuis longtemps «qu'il n'y a pas de maladies, mais des malades» et Pauling n'a cessé de répéter que chaque individu avait bien «une individualité biochimique».

Je terminerai en ajoutant que si, aujourd'hui, dans notre pays, «on» décidait (je me demande qui pourrait être ce «on») de consacrer, même un faible budget à ce nutriment (et à quelques autres), non brevetable et donc non susceptible de produire un retour sur investissement autre que celui d'augmenter la résistance à la maladie, la santé et le bien être d'une majorité de nos semblables, on en saurait beaucoup plus encore sur les bienfaits de la vitamine C ! Mais ne rêvons pas !

La vitamine C doit-elle être considérée comme un médicament ?

C'est ce que certains prétendent ! On peut se demander ce qu'ils cherchent à défendre et on ne voit pas très bien comment une substance aussi essentielle à la vie, une substance aussi universellement et naturellement présente dans toutes les cellules du règne animal et humain pourrait avoir un statut de médicament.

Tout est question de dose, prétendent encore certains et l'élément naturellement nourricier et vital pourrait devenir, à certaines doses, médicament ou poison ! On pourrait, à la rigueur, le prétendre de l'eau ou de l'air, car on peut s'empoisonner à l'eau ou à l'air, mais pas à la vitamine C.

En fonction de l'article L-511 du Code Français de la Santé Publique qui définit que toute substance peut devenir un médicament « par présentation, par fonction ou par composition » et notamment « les produits diététiques qui renferment dans leur composition des substances chimiques ou biologiques ne constituant pas elles-mêmes des aliments mais dont la présence confère à ces produits soit des propriétés spéciales recherchées en thérapeutique diététique, soit des propriétés de repas d'épreuve», la DGCRF tente de faire reclasser les compléments alimentaires contenant des doses à peine supérieures aux AQR en médicaments et, ainsi, de faire condamner les distributeurs pour «exercice illégal de la pharmacie» ou vente de produits «frauduleux».

De qui se moque-t-on? Qui pense-t-on protéger? Quels sont les intérêts en jeux?

Toutes ces questions font l'objet du débat national et européen lancé par l'UPSNB (voir note 17) et, maintenant, par l'Association des consommateurs de compléments alimentaires et nutritionnels[26].

---

[26] Créée à l'été 2000, cette association a pour but «de défendre les droits et la liberté des consommateurs, acteurs gérants et responsables de leur santé» pour tous renseignements contacter Madame Aline BESSIS-MARAIS, 175, rue de Tolbiac, 75014 Paris, Tél: 01 45 80 11 20.

Comment, pourquoi, trouver soi-même son apport personnel optimisé en acide ascorbique ?

Le lecteur aura donc compris (du moins je l'espère) que le phénomène dit «de l'individualité biochimique» a pour conséquence que chacun requiert une dose spécifique pour atteindre «son» propre seuil de saturation ou moins encore, c'est ce que l'on appelle le Besoin Individuel Optimum ou **BIO**, qui correspond à l'apport nutritionnel qui fera profiter l'individu du bénéfice maximum que l'on peut attendre de tel ou tel nutriment.

D'ores et déjà, citons quelques «profils» de base :

> Nous verrons aux chapitres suivants certaines des circonstances de la vie où l'optimisation de notre apport en vitamine C peut nous rendre d'infinis services et faire économiser tant à nous-mêmes qu'à la communauté, beaucoup d'efforts, de souffrances, de douleurs et de moyens financiers.

- [ ] Les enfants «fragiles» au plan infectieux, quelle que soit l'infection, surtout si ce sont de gros consommateurs de sucreries.
- [ ] Les personnes âgées dont les apports nutritionnels et les capacités digestives sont diminués.
- [ ] Les fumeurs (voir le chapitre correspondant) et les enfumés «fumeurs passifs».
- [ ] Tous les sportifs.
- [ ] Tous les stressés, les surmenés, les convalescents, les fatigués chroniques.
- [ ] Tous les sujets particulièrement exposés à des pollutions de l'environnement qu'elles soient chimiques ou autres.
- [ ] Toutes les femmes qui ont des règles abondantes leur faisant perdre leur fer et qui suivent une contraception par pilule.
- [ ] Tous les hommes et les femmes stériles et traités pour stérilités.
- [ ] Toutes les personnes désirant agir et mieux gérer leur vieillissement (voir le chapitre correspondant).
- [ ] Les femmes enceintes ou allaitant.
- [ ] Toute personne se préparant à une opération chirurgicale, un traitement médical lourd de type chimiothérapie ou radiothérapie (ce qui ne signifie pas qu'il faut systématiquement poursuivre la supplémentation pendant le traitement sans avis médical).
- [ ] Toute personne porteuse de maladie chronique évolutive (voir le chapitre correspondant) :

infection, diabète, cataracte, maladie cardio-vasculaire, cancers, maladies de Parkinson, maladies dégénératives du système nerveux, maladies psychiatriques, diabètes.

☐ Toute personne séropositive, quel que soit, par ailleurs, son traitement et son évolution (voir le chapitre correspondant).

Pas question, en dehors d'une prescription ou consultation médicale, de se faire doser trop souvent son taux plasmatique, ce n'est pas nécessaire : il y a bien plus simple, car l'acide ascorbique est, chez l'homme, absorbé dans sa presque totalité au niveau de l'intestin grêle par un mécanisme de transport actif dépendant du sodium saturable et **c'est donc la saturation de ce mécanisme d'absorption qui va nous servir à connaître notre capacité digestive maximum d'absorption de la vitamine C.**

En pratique 70 à 85 % de la dose ingérée est absorbée pour des apports inférieurs à 200 mg[27], mais pour des apports aussi élevés que 12 g on observe encore des absorptions d'environ 15 % de la dose ingérée ce qui signifie bien, une fois de plus qu'une telle dose n'est pas entièrement « pissée » et loin s'en faut[28].

---

[27] Kallner A, Hartmann D., Hornig D: *Int J Vit Nutr Res* 1977; 47, 383-388
[28] Kübler W., Gehler R., *Int J Vit Nutr Res* 1970; 40:442-453.

Le seuil maximum d'absorption intestinale qui va permettre à chacun de déterminer sa dose optimale:

☐ Au-dessus de ce seuil, l'absorption devient beaucoup plus mauvaise.

☐ Au-dessus de ce seuil, les pertes deviennent relativement trop importantes.

☐ Au-dessus de ce seuil, des symptômes désagréables vont apparaître.

☐ Au-dessous, il n'y aura pas de «réaction intestinale», c'est-à-dire ni gaz, ni ballonnement ni accélération du transit.

☐ Au-dessus, des effets désagréables mais passagers vont se faire sentir et l'on commencera à ressentir des douleurs abdominales, parfois des gaz, des ballonnements et un début de diarrhée.

Rassurez-vous ces symptômes cessent dès que l'on réduit la dose.

Un exemple de prescription médicale fera mieux comprendre la façon de faire en pratique:

$D^r X$

*Faire préparer la trituration
ci-dessous par le pharmacien:*

Acide ascorbique   qsp 100 g

ou

Acide Ascorbique)
Ascorbate de Ca)   aa qsp 100 g
Ascorbate de Na)

— *Commencer avec **une cuillère à café rase d'acide ascorbique (= 3000 mg de vitamine C) ou du mélange (acide ascorbique + ascorbate)** dans un litre et demi d'eau, bien réparti dans la journée, jusqu'à ce que le transit soit régularisé: c'est-à-dire avoir au moins une selle par jour.*
— *Adapter toujours la dose au transit intestinal.*
— *L'augmenter jusqu'à ce que la constipation soit réglée ou si elle revient ou s'aggrave (ne pas prendre de laxatifs).*
— *Diminuer en cas de douleurs abdominales, acidité gastrique, gaz, diarrhée...*
— ***Ne pas hésiter à augmenter rapidement les doses dans la journée, dès les premiers symptômes (infection, inflammation, aggravation de la fatigue ...) qu'il s'agisse de rhume, grippe, sinusite, allergie, bronchite, rhinopharyngite ou autre infection.***
— ***Adapter** continuellement la dose journalière à la **réaction intestinale** sans avoir peur d'augmenter significativement dans les circonstances invoquées ci-dessus.*
— ***Dans ce cas, on maintiendra «en plateau», pendant au moins 7 jours**, la dose trouvée pour contribuer à l'amélioration de cette affection, puis **on diminuera très progressivement** afin de retrouver la dose de départ et de tolérance intestinale.*
— ***Ne jamais arrêter brutalement** (même un seul jour) et garder une dose d'entretien que seule le transit intestinal permettra de définir.*

Si l'on veut optimiser son apport et utiliser cette optimisation pour se donner une chance de se sortir très rapidement et simplement de situations infectieuses telles que rhumes, angines, sinusites, bronchites, allergies… **à condition que l'on commence dès le tout début des premiers symptômes** et que l'on ne prenne à cet instant aucune médication immunosuppressive.

> Il est capital de comprendre que seule la réaction intestinale doit permettre d'évaluer «la dose d'optimisation» qui sera toujours maintenue à la limite de celle commençant à provoquer des signes de malabsorption.

L'idéal est de prendre la poudre diluée dans une boisson que l'on prend pendant toute la journée avec, en plus, matin et soir, un comprimé dit «à action prolongée» à 500, 750, 1000 ou 1500 mg, si possible, sous forme complexée avec des bioflavonoïdes naturels afin de prolonger l'apport en vitamine C sur 24 heures.

Intérêt et résultats de la supplémentation en vitamine C en situations particulières

Age, vieillissement

Consommer 300 à 400 mg de vitamine C tous les jours **accroît l'espérance de vie d'environ six ans chez l'homme et un an chez la femme.** Telle est le résultat d'une étude menée par James E. Enstrom de Los Angeles, publiée dans Epidemiology le 8 mai 1992. Cette étude a porté sur 11 348 adultes âgés de 25 à 74 ans qui ont été examinés entre 1971 et 1974, puis suivis jusqu'en 1984. Les sujets consommant beaucoup de vitamine C, 300 à 400 mg par jour dont la moitié provenait de l'alimentation, ont été comparés à ceux en consommant moins de 50 mg. Les données furent ajustées au sexe, à l'âge, à la race, au tabagisme, aux antécédents médicaux. Les résultats montrent que les grands consommateurs de vitamine C, de sexe masculin ont **une mortalité globale de 42 % inférieure à celle des**

faibles consommateurs et une mortalité cardiaque de 45 % plus faible. Chez les femmes la **mortalité globale n'est que de 10 % inférieure et la mortalité cardiaque de 25 % inférieure.** Cette étude a révélé également les effets protecteurs de la vitamine C sur certains cancers (voir plus loin).

Allergies, asthme

Par ses effets «antihistaminiques», la vitamine C est un antiallergique. Tous les allergiques chroniques devraient en prendre, d'autant qu'une étude française récente a montré qu'au moins 20 % des sujets allergiques présentaient des taux très bas de vitamine C. La quercétine est un flavonoïde antioxydant qui renforce la résistance aux allergies respiratoires et digestives. On la trouve dans les magasins de diététique et pharmacies spécialisées. Elle inhibe également la libération d'histamine. D'autres nutriments comme le zinc, le manganèse ou les huiles dites «oméga-6» leur seront très favorables avec des régimes dits «hypotoxiques», où les dérivés de la plupart des céréales et les produits laitiers seront fortement diminués, voire éliminés. Le jus d'orange matinal favorise parfois les allergies (et infections ORL de la petite enfance) et il est préférable de le remplacer par un peu de poudre de vitamine C aromatisée naturellement dans un peu d'eau.

Selon une petite étude publiée dans *Archives of Pediatric and Adolescent Medicine*[29], la vitamine C pourrait réduire la fréquence des crises asthmatiques provoquées par l'exercice physique. Selon cette étude conduite chez vingt asthmatiques âgés de 7 à 28 ans, une dose élevée unique de vitamine C (2000 mg), prise avant l'exercice, prévient l'asthme chez neuf patients et réduit sa sévérité chez deux autres patients.

Anémies, cantines, carences en fer

Le 10 et 11 avril 1981, à Warwick, Grande Bretagne, 350 experts représentant 17 pays se réunissaient à l'invitation des Laboratoires Hoffmann-La Roche. A propos de l'apport en vitamine C dans la nourriture de collectivités, le Dr Schorah faisait part des résultats d'une étude effectuée dans 150 hôpitaux britanniques qui constatait que la quasi totalité d'entre eux n'apportaient pas à leurs malades les 30 mg quotidiens «légalement» nécessaires.

«Pourquoi? Parce que la nourriture est généralement trop cuite, préparée longtemps à l'avance et ensuite maintenue au chaud pendant 4 heures à 75°. A présent, plus de la moitié de la population active est nourrie par ce type de restauration et les chercheurs de Warwick parlent alors de «carences marginales entretenues».

---

[29] «Archives of Pediatris and Adolescent Medicine», avril 1997, 151: 367.

Parallèlement on constate, dans ces populations, une fréquence croissante des déficiences en fer. Or, pour un autre expert, le Dr Hallberg, l'insuffisance d'apport en acide ascorbique dans l'apparition de ces derniers est manifeste : « On sait que l'absorption du fer alimentaire est essentielle à la reconstitution de la fraction non hémique du fer sérique, qu'elle représente environ 90 % de l'apport quotidien nécessaire et que le rôle de l'acide ascorbique dans ce processus est capital ».

Or, pour ce même repas maintenu pendant quatre heures à 75°, le taux d'absorption du fer alimentaire par rapport à un repas identique servi immédiatement après préparation est de 42 % moindre. En ajoutant 25 mg d'acide ascorbique à ce type de préparation on arrive à multiplier par trois l'absorption du fer alimentaire, et par six si on ajoute 200 mg.

Aspirine

L'aspirine interfère avec les mécanismes de transport de la vitamine C et il faudrait donc supplémenter en acide ascorbique toute personne prenant de l'aspirine de façon prolongée. Il est très possible que nombre d'anti-inflammatoires utilisés en rhumatologie requièrent les mêmes précautions.

Asthénie et fatigue

C'est probablement en augmentant la synthèse de la carnitine que la vitamine C exerce son effet «antifatigue» bien connu, particulièrement au plan musculaire. La vitamine C augmente également la synthèse de certaines hormones comme l'adrénaline et le cortisol et cet effet explique également son action défatigante. Il est très possible que l'effet antiviral intervienne également, car beaucoup de virus ont une action asthéniante.

Cancers

Plusieurs études épidémiologiques ont analysé les apports alimentaires en vitamine C et les risques concernant certains cancers. Elles montrent une corrélation entre les faibles apports alimentaires en vitamine C et ces risques. En ordre décroissant, ce sont les cancers du pharynx, estomac, cavité buccale, poumon, rectum, col utérin, colon et pancréas qui sont concernés.

La vitamine C est un **facteur de prévention de ces cancers**. Pour de nombreux cancers, il existe de plus en plus de preuves de l'effet protecteur anticancéreux de la vitamine C, effet statistiquement significatif pour les trois quarts des études.

Plusieurs hypothèses sont évoquées pour expliquer ce rôle protecteur: propriétés antioxydantes, stimulation des réactions immunitaires, stimulation de la détoxification hépatique de l'organisme.

> Ainsi, on constate qu'une consommation insuffisante de vitamine C double le risque de cancer : 25% de la population générale est à risque.
>
> Dr. Gladys Bloch, Symposium Washington 1990, Institut National du Cancer».

Dans le cadre des **traitements contre le cancer** (chimiothérapie, radiothérapie), il semble que la vitamine C soit susceptible de diminuer **la toxicité thérapeutique** :

Localement, c'est-à-dire au niveau des muqueuses digestives, son activité réductrice **empêche l'oxydation des nitrates en nitrites puis en nitrosamines** qui sont à l'origine de dysplasies du tube digestif, de polypes qui risquent de dégénérer en tumeurs malignes.

Pour Pauling et le Dr Ewan Cameron[30], la vitamine C inhiberait des enzymes spécifiquement produits par les tumeurs (hyaluronidases et collagénases) qui leur permettraient de se mettre à l'abri de la reconnaissance immunitaire de l'hôte.

---

[30] *La vitamine C contre le cancer*, L'étincelle 1982.

Cataracte

Dans nos pays, le vieillissement de la population entraîne une incidence croissante de la cataracte dont le traitement représente un coût élevé. La vitamine C peut diminuer de deux à quatre fois le risque de cataracte !

Trois études récentes montrent qu'une alimentation riche en vitamine C diminue le risque de cataracte, de quatre à onze fois dans l'étude de Jacques de 1991 et deux fois dans l'étude de Leske. La troisième (étude de Hankinson, 1992) montre qu'il faut mettre en œuvre une supplémentation de 75 à 300 mg par jour pour réduire le risque de deux à quatre fois.

Constipation, côlon

La supplémentation en vitamine C n'est pas en principe un traitement de la constipation. Dans la pratique, et l'exemple de «prescription d'optimisation de l'apport en vitamine C» (p. 65) en atteste, la supplémentation en vitamine C règle beaucoup de problèmes de constipation et permet de supprimer la plupart des laxatifs qui sont souvent irritants et néfastes quand leur prise est prolongée. On suppose que le ralentissement du transit intestinal, permettant à certaines substances toxiques, voire cancérogènes de séjourner plus longtemps au contact de la muqueuse, pourrait avoir de nombreuses incidences néfastes. Par ailleurs on connaît l'effet préventif de la vitamine C sur la transformation des nitrates en nitrosamines et on pense qu'il peut s'agir là d'un effet préventif sur l'apparition de tumeurs coliques. On a donc intérêt à prendre la «juste dose» (orthomoléculaire) de vitamine C pour son état général et la régulation de son transit intestinal, si nécessaire.

Diabète

Glucose et vitamine C ayant des mécanismes d'absorption semblables, la situation de diabète prolongée inhibe l'absorption de la vitamine C, ce qui est bien confirmé par le fait que les diabétiques ont bien des taux plasmatiques et leucocytaires plus faibles que les sujets en bonne santé.

Ce fait pourrait être à l'origine de leur plus grande fragilité aux infections. De plus l'acide ascorbique augmente l'absorption du chrome qui est essentiel pour le métabolisme du pancréas et de l'insuline.

Quand on connaît la grande fragilité cardio-vasculaire du diabétique en évolution, on comprend aisément la nécessité d'une supplémentation.

Enfance
(voir également allergie)

Chez les enfants, la vitamine C peut transformer la scolarité : à condition de prêter un minimum d'attention à leur régime :

- ☐ Diminution de la nourriture trop carnée et contenant trop de graisses animales (viandes, fromages, charcuteries…).
- ☐ Diminution du sucre industriel : sodas, sirop, sucreries, desserts et goûters trop sucrés.

La prise de 100 à 200 mg de vitamine C « action retard » matin et soir peut éloigner le spectre de toutes les rhinopharyngites et petites infections qui empoisonnent la vie.

Chez eux (comme chez les adultes), j'ai l'habitude de demander la suppression du jus d'orange du matin, surtout si il est « industrialisé », souvent trop sucré, parfois trop salé ou contenant des conservateurs et de le remplacer par une cuillère à café de poudre diététique cristalline de vitamine C, soit pure, soit associée aux bioflavonoïdes et magnésium[31].

On peut bien entendu associer des oligo-éléments de cuivre ou de zinc et il ne faudra pas oublier de rechercher les déficiences en fer et de les corriger.

---

[31] Préparations SOLGAR ou VIT'ALL +.

Fertilité masculine

En 1983, le Docteur Earl Dawson (Texas) constatait que les testicules contiennent en moyenne cinquante fois plus de vitamine C que les autres tissus. Il a alors testé l'effet d'une supplémentation en vitamine C (1000 mg par jour pendant un mois) sur un groupe de 35 hommes devenus stériles en raison d'un taux d'agglutination spermatique supérieur à 33 % qui rend impossible toute conception. Dès la fin de la première semaine, le taux était descendu à 14 % et la fertilité restaurée. Aucune amélioration n'était notée dans le groupe placebo. Parallèlement de nombreux auteurs observaient que le sperme des hommes supplémentés est sensiblement plus volumineux, plus dense et que leurs spermatozoïdes sont plus mobiles. En 1997, S. Lewis (Etats-Unis) confirmait que les hommes ayant un niveau de vitamine C élevé sont beaucoup plus fertiles que les autres.

Fumeurs

En 1991 la deuxième «National Health and Nutrition Examination Survey», menée chez 12 000 sujets aux Etats-Unis, conclut que le tabac diminue le taux de vitamine C dans le sang. Elle précise que l'apport quotidien recommandé devrait être porté à 200 mg chez les fumeurs qui, plus que tous autres, auraient besoin d'être protégés au plan cardio-vasculaire. Néanmoins la supplémentation risque de ne pas être suffisante si le tabagisme persiste car une étude danoise publiée en 1996[32] a constaté qu'au bout de quatre semaines d'arrêt du tabac, le taux plasmatique d'acide ascorbique remontait de 25 % sans que la consommation alimentaire ou de supplémentation de vitamine C ne soit modifiée. Les auteurs concluent donc que le tabac en lui-même possède un effet dépresseur sur le taux plasmatique d'acide ascorbique.

Par ailleurs plusieurs études ont montré que les enfants de «pères fumeurs» ont un risque multiplié par quatre de développer un cancer et sont plus que d'autres porteurs d'anomalies génétiques.

Grossesse

Selon l'enquête alimentaire qu'a publié en 1993 le docteur Jean-Michel Lecerf, de l'Institut Pasteur de Lille, 58 % d'un groupe de femmes enceintes recevaient moins de 100 milligrammes de vitamine C par jour et 30 % moins de 50 milligrammes.

Plusieurs études ont montré que les déficiences en vitamine C augmentent les risques de décollement placentaire[33], celui de prématurité[34], et de

---

[32] J Lykkesfelt et coll. *BMJ*, 1996, 313: 91.
[33] Sharma: Blood Ascorbic Acid and Histamine Levels in Patients with Placenta Bleeding. Hum. *Nutr. Clin.*, 39 C: 233-238, 1985.
[34] Barret: Potentia role of Ascorbic Acid and Bêta Carotene in the Prevention of Preterm Rupture of Fœtal Membranes. *Int J Vit Nutr Res*, 64: 192-197, 1994.

faible poids de naissance[35] (ne pas oublier dans ce dernier cas de surveiller et compenser les déficiences en zinc).

La vitamine C augmente l'absorption du fer alimentaire qui est souvent déficitaire en cours de grossesse.

Hélicobacter pylorii, gastrites, cancers de l'estomac

Il existe une importante et complexe interaction entre l'infection chronique à hélicobacter pylorii, des perturbations au niveau de la muqueuse gastrique, de la vitamine C et les tumeurs à distance de type digestif. L'hélicobacter pylorii induit une atrophie de la muqueuse gastrique qui peut conduire à une diminution des sécrétions acides et une augmentation locale du pH. Le métabolisme de la vitamine C dans la muqueuse gastrique est sévèrement compromis lorsque l'apport en vitamine C est trop faible, ce qui favorise localement l'effet mutagène des substances ingérées[36].

---

[35] Schorah: Leucocyte Ascorbic Acid and Pregnancy, *Br J Nutr*, 39: 139-149, 1978.
[36] «Vitamin C, Helicobacter pylori Infection and Gastric Carcinogenesis,» *Reed PI, Int J Vitam Nutr Res*, 1999;63(3): 220-227.

Infections

Linus Pauling, le «père» de la médecine orthomoléculaire, fut le plus ardent défenseur de la vitamine C pour lutter contre les infections. Deux études récentes semblent lui donner raison.

Dans la première, Le professeur Ronald Anderson (chef du département d'immunologie et de l'Unité du Conseil Médical de l'Université de Pretoria) distingue plusieurs modes d'action de la vitamine C quant à ses propriétés immunomodulatrices en cas d'agression microbienne ou virale. Au niveau cellulaire, les macrophages et lymphocytes actifs semblent disposer d'une véritable réserve intra-cellulaire en vitamine C. Cette réserve est consommée et s'épuise en cas d'infection. A l'inverse, une carence en vitamine C s'accompagne d'une diminution de la résistance aux infections. D'autres auteurs (Cottingham et Mills, De Chatelet…) ont montré que la vitamine C était essentielle au bon fonctionnement de la phagocytose par les polynucléaires, ainsi que du chimiotactisme.

D'autres études ont montré l'action positive de la vitamine C au bon fonctionnement de l'immunité liée aux lymphocytes T4 ainsi qu'à la production d'interféron.

Une autre étude a été conduite par le Professeur Elliot Dick, directeur du Laboratoire de recherche sur les virus respiratoires à l'Université de Madison. Elle étudie le devenir de deux groupes humains exposés au rhinovirus 16: un groupe placebo et un groupe ayant reçu pendant 25 jours deux grammes par jour de vitamine C. Il conclut que certes la vitamine C ne protège pas le groupe traité contre l'infection, mais que, par contre, la durée de l'infection est réduite de 40 %. La sévérité de symptômes est également réduite: trois fois moins de toux, moitié moins d'éternuements...

Ces deux auteurs conviennent donc des effets anti-viraux de la vitamine C. D'autres auteurs (Jungeblut, Holden et Molloy, Kliger et Bernkopf) ont étudié l'inactivation respective des virus de la polio, de l'herpès, du zona.

Mélangez un sachet de chlorure de magnésium dans la bouteille de vitamine C pour renforcer l'action anti-infectieuse.

Maladies cardio-vasculaires

De multiples études ont constaté l'intérêt préventif et en supplémentation adjuvante de la vitamine C sur les pathologies cardio-vasculaires. Les effets cliniquement et biologiquement constatés proviennent de «cibles métaboliques» souvent touchées en simultané par la supplémentation en vitamine C:

☐ Effet antioxydant, protection, activité en synergie et régénération d'autres antioxydants comme la vitamine E.
☐ Action sur les collagènes et la cicatrisation.
☐ Effet détoxicant (tabac, alcool, métaux lourds…).

- ☐ Activité sur la vitamine B9 (folates), en elle-même protectrice de la maladie cardio-vasculaire.
- ☐ Activité anti-cholestérol[37] et anti-athéromateuse[38].
- ☐ Augmentation du «bon cholestérol (HDL)», diminution du «mauvais cholestérol (LDL)»[39], diminution de la tension artérielle.
- ☐ Activité anti triglycérides[40].

Pilule anticonceptionnelle

Toutes les femmes «sous pilule» devraient prendre de la vitamine C, car la prise prolongée de contraceptifs oraux agit de façon antagonique

---

[37] Cet effet «anti-cholestérol» a été vérifié chez l'homme: Willis: «A Experimental study of the Intimal Ground Substance in Atherosclerosis». *Can Med Ass J*, 69: 17-22, 1953 et chez l'animal: Ginter: «Cholesterol: Vitamin C Controls Its Transforamtion to bile Acids». *Sciences* 179: 702-704, 1973.

[38] C'est sur le cholestérol de la plaque d'athérome qui bouche les artères que la vitamine C semble avoir une action directe: Spittle: «Atherosclerosis and vitamin C»: *Lancet, 2*: 1280, 19711.

[39] Jacques: «Effects of Vitamin C on High Density Lipoprotein Cholesterol and Blood Pressure». *J Am Coll Nut*, 11 (2): 139-144, 1992.

[40] Les triglycérides sont d'autres graisses que le cholestérol qui peuvent être responsables à elles seules de maladies cardio-vasculaires: Bordia: «The Effects of vitamin C on Blood Lipids, Fibrinollytic Activity and Platelet Adhesivness in Patients with Coronary Artery Disease», *Atherosclerosis*, 35: 181-187, 1981

sur le métabolisme de la vitamine C[41] (et d'autres nutriments essentiels comme la vitamine B6). Il est d'ailleurs très possible que cet effet explique certaines des conséquences négatives, à terme, de la contraception orale.

Pollution

Alors que des chercheurs avaient déjà montré que l'apport en vitamine C permettait d'atténuer la bronchoconstriction induite par différents polluants atmosphériques tels que dioxyde d'azote et l'ozone, de l'acide ascorbique a été retrouvé en quantités plus importantes dans le liquide bronchique de sujets normaux que dans celui des sujets asthmatiques, Franck J. Kelly, biochimiste, indiquait que sa concentration dans l'épithélium pulmonaire déterminait sa capacité à résister aux agressions oxydantes et la réponse pulmonaire à la pollution. (symposium Laroscorbine® 1998).

Psychiatrie

Depuis son célèbre article publié le 19 avril 1967 dans le magazine «Science», article fondateur de la «médecine orthomoléculaire»[42] Pauling a pro-

---

[41] Dunne: *Nutrition Almanac*, McGraw-Hill, New York (USA), 112, 1990.
[42] Voir note 4, page 13.

posé de fortes doses de vitamine C comme traitement adjuvant de syndromes psychotiques entraînant un délire.

En 1985 les travaux de Pauling furent confirmés par deux équipes[43] de chercheurs qui eurent des améliorations plus importantes en associant la vitamine C à un médicament neuroleptique (halopéridol®) qu'avec le médicament seul.

Rhume

Pauling a analysé les résultats d'une quinzaine d'études publiées entre 1942 et 1981 et a conclu que des doses de vitamine C comprises entre 70 et 200 mg par jour diminuaient la durée de la maladie de 30 %. La vitamine C n'est pas « une assurance anti-rhume » mais elle en diminue grandement la durée et la gravité. Ainsi que je l'ai déjà affirmé, il est capital de pouvoir prendre, dès les premiers symptômes, la vitamine C répartie sur 24 heures et même la nuit, au moyen des comprimés dits « à action prolongée ». A l'usage, et en fonction de « sa » réaction intestinale, chacun trouvera « sa » dose qui peut varier de 400 à 500 mg à un gramme par heure selon Pauling. Il est capital de maintenir en plateau cette dose, même si les symptômes sont

---

[43] Henderson : « Vitamin C Rx with Haloperidol ». *Med Trib* 26 (25) : 51, 1985 et Rebec : « Ascorbic Acid and the Behavioral Response to Haloperidol : Implication for the Action of antipsychotics drugs », *Science*, 227 : 438-440, 1985.

rapidement améliorés, pendant au moins une semaine (cycle de réplication virale) avant de baisser très progressivement les doses pour revenir à la dose d'entretien.

Séropositivité HIV

Ce sont les publications de l'Institut Linus Pauling de Palo-Alto de Raxit Jariwalla et Steve Harakeh qui sont les plus convaincantes dans ce domaine:
Première communication: Communication au Congrès international sur le sida, Amsterdam, juillet 1992.
L'effet suppresseur sur l'HIV de la vitamine C par l'intermédiaire d'un précurseur du glutathion.

Depuis que les sujets séropositifs au virus HIV ainsi que les malades atteints de sida ont révélé être déficients en glutathion, les auteurs ont examiné et comparé l'efficacité de l'ascorbate de calcium et d'un précurseur du glutathion: La N-acétyl-cystéine (NAC) sur la réplication virale dans les cellules infectées.

Résultats

L'administration simultanée d'une dose atoxique de NAC (10 mg/ml) et d'acide ascorbique (0,34 mg/ml) a révélé une inhibition maxima de la reverse transcriptase (RT) – HIV (8 fois l'inhibition témoin).

Dans une publication de 1991, les deux auteurs avaient démontré que l'effet inhibiteur de la NAC seule n'était que deux fois supérieur à celui du témoin et que le glutathion seul n'avait aucun effet sur les concentrations en RT et restait incapable de potentialiser l'action de l'acide ascorbique.

Deuxième communication: *Suppression de la réplication du HIV dans les cellules infectées de façon chronique et aiguës.*

Des doses atoxiques de vitamine C suppriment la réplication virale et la reproduction cellulaire des T-Lymphocytes infectés:

☐ Par réduction de 99 % de la reverse transcriptase extra cellulaire et de l'antigène P 24 dans les cultures.

☐ Par inhibition de la formation syncitiale des cellules géantes dans les cellules CD4+ récemment infectées.

☐ Après 4 jours d'exposition à 100-150 µg/ml. d'ascorbate, la RT produite par les cellules infectées est réduite d'un facteur 25 à 172.

Ces résultats permettent d'expliquer l'effet anti-HIV des ascorbates.

En diminuant la synthèse des protéines virales dans les cellules infectées et en stabilisant la production de RT dans les virions extra cellulaires.

Scorbut

En Seine-Saint-Denis, dans le département de médecine interne de l'hôpital Jean-Verdier, les Docteurs O. Fain et M. Thomas ont recensé en 1997 12 cas de scorbut! (*Le Généraliste*, n° 1812, 7 novembre 1997).

Le tableau clinique se constitue en un à trois mois de carence totale en vitamine C qui va conduire le pool total d'acide ascorbique vers 350 mg, alors que nous avons vu que la normale était vers 1500 mg. A ce stade on va observer rapidement une grande fatigue, avec amaigrissement, perte de l'appétit, douleurs articulaires et musculaires, œdèmes, et diverses hémorragies provoquant des ecchymoses et hématomes. Les hémorragies sont souvent conjonctivales et gingivales…

Seule solution : doser l'ascorbémie et vite supplémenter !

Sport et stress oxydatifs

Tous les sportifs génèrent au moment de l'effort de grandes quantités de radicaux libres qui vont être à l'origine d'agressions tissulaires (tendance aux tendinites à répétition, par exemple). La vitamine C fait partie de la première ligne de défense pour lutter contre ce phénomène qui peut devenir toxique pour le cœur, la circulation et l'immunité. Mais il ne faut surtout pas oublier de reminéraliser ces sujets après l'effort (jus de raisin, eau d'Hydroxydase®… zinc) et les autres antioxydants tels que le sélénium, la vitamine E, le carotène, le gingko biloba…

Stress psychique

Nous avons vu que la vitamine C intervient dans le métabolisme des hormones surrénaliennes qui sont extrêmement sollicitées en cas de stress répétés (adrénaline, corticoïdes). Si vous êtes dans une situation de stress, d'agressions répétées, de surmenage scolaire ou professionnel, prenez de la vitamine C pour recharger les batteries. De même si vous avez suivi des traitements prolongés avec des corticoïdes qui, peut-être, ont altéré vos surrénales.

Conclusion

Je la laisserai au Docteur C.J. Bates, chercheur Britannique à l'Université de Cambridge qui déclarait au cours du symposium de Warwick de 1981 : « On sait désormais que l'acide ascorbique intervient dans une grande multiplicité de voies métaboliques. Dans le métabolisme des prostaglandines (immunité), dans celui des nucléotides cycliques (ADN), de l'histamine (psychisme, allergies) ainsi que dans la stimulation de différentes voies immunitaires : mitoses lymphocytaires, phagocytoses (globules blancs), stimulation des neutrophiles... Enfin ces interactions au niveau des échanges d'ions métalliques et des radicaux libres, donc de la protection des membranes cellulaires, sont également bien établies ».

Et, à ce même symposium, le Professeur Ramon Ferrando, ancien directeur de l'Ecole Nationale Vétérinaire de Maison Alfort concluait : « Nous travaillons encore aujourd'hui selon des normes cinquantenaires, en ne considérant les vitamines que sous l'angle de leurs applications primitives ».

Alors, mesdames, messieurs les « scientistes censeurs, inhibé(e)s, fatigué(e)s, enrhumé(e)s et probablement constipé(e)s par manque de vitamine C » laissez-nous notre liberté de sujets informés et responsables de notre santé, ne tentez plus d'influencer la « **D**irection **G**énérale des **C**ertitudes et

Raisonnements **F**alsifiés », laissez-nous notre santé, nous n'avons pas envie de vous la confier, laissez nous la liberté de nous vitaminer en paix, pour la paix de nos cellules et de nos métabolismes et nous l'espérons bien (clin d'œil à Linus Pauling !) pour un peu plus de paix dans l'humanité.

Bienvenue à l'Institut Linus Pauling

Institut Linus Pauling
Université de l'Etat de l'Orégon
571 Weniger Hall
Corvallis, Orégon 97331-6512
Téléphone : 001-541-737-5075
Fax : 001-541-737-5077
email : lpi@orst.edu

L'institut Linus Pauling (ILP) a été établi à l'Oregon State University (OSU) en août 1996, aux termes d'un accord conclu avec son organisation précédente, l'institut Linus Pauling de science et médecine. La mission de l'ILP en Oregon est de déterminer les fonctions et les rôles des micronutriments, phytonutriments et des micro constituants dans l'alimentation dans le renforcement de la santé humaine et la prévention des maladies. L'ILP continue les travaux pilotes de Linus Pauling dans la médecine orthomoléculaire, qui vise à restaurer les concentrations optimales en nutriments tels que les vitamines, afin d'assurer un fonctionnement physiologique optimal du corps humain.

Les recherches au sein de l'ILP portent sur la compréhension des mécanismes moléculaires et des effets physiologiques des facteurs alimentaires, afin de préciser leur utilisation dans l'optimisation de la santé et la prévention. Ces recherches incluent les recherches sur le vieillissement mais n'y sont pas limitées. Elles visent également la maladie cardio-vasculaire, les cancers, les maladies neuro dégénératives, les maladies en relation avec l'immunité et l'exposition à certains toxiques.

L'ILP fournit l'aide financière pour la chaire financée par institut Linus Pauling, les activités de recherches, la formation des étudiants, les projets de recherche pilotes, les conférences, les réunions et les publications, principalement la publication d'un bulletin périodique.

Pour aller plus loin

Dr Jean-Paul Curtay, *Nutritherapie* Ed. Boiron

Dr Jean-Paul Curtay et Thierry Souccard, *Le nouveau guide des vitamines*, Le Seuil 1996

Dr Jean-Paul Curtay et Thierry Souccard, *Programme de longue vie*, Le Seuil, 1999

J. Le Grusse et B. Watier, *Les vitamines. Données biochimiques, nutritionnelles et cliniques*, C.E.I.V. 1993

Dr Christophe de Jaeger, *Les techniques de lutte contre le vieillissement*, Ed. PUF, Que Sais-Je, 1999

Linus Pauling, *Abusez des vitamines* (trad. de l'américain) Paris, Tchou 1988

Linus Pauling et Cameron. *La vitamine C contre le cancer*, L'Etincelle 1982

Duke Pearson et Sandy Shaw, *Life extension. Guide scientifique et pratique pour vivre plus longtemps*, Anne Carrière Ed., Paris 1993

Dr Dominique Rueff, *Forme et santé. La médecine orthomoléculaire*, Paris, Ed. du Rocher, 1992

Dr Dominique Rueff, Plaquettes publiées chez «S-Nature» 17, rue de la Galère, 72000 Le Mans: plaquette n° 1: *Les Antioxydants*, et plaquette n° 3: *Maladie Cardio-vasculaire*.

Dr Dominique Rueff, *La bible des vitamines*, Albin-Michel, 1993

Les principaux distributeurs de suppléments nutritionnels disponibles dans certains magasins de diététique et certaines pharmacies

LABORATOIRE EQUILOR
4-6, rue Busleyden, B-6700 Arlon (Belgique),
Tél : 00 32 63 22 66 02

LABORATOIRE OLIGOPHARMA
22 rue Brochant, 75017 Paris,
Tél : 01 53 06 65 00, Fax : 01 53 06 65 07

LABORATOIRE RICHELET
15, rue La Pérouse, 75116 Paris,
Tél : 01 40 73 82 50, Fax : 01 40 73 82 69

NUTERGIA
Les Taillades, BP 52, F-12700 Capdenac,
Téléphone : 05 65 64 71 51, Fax : 05 65 80 80 93
E.mail : nutergia@wanadoo.fr

LABORATOIRE PHARMA NORD
36, Grand Rue, 78630 Moranvilliers (Orgeval),
Tél : 01 39 08 07 80, Fax : 01 39 08 07 90

RCS DISTRIBUTION (VIT'ALL +)
14-27, rue de la Galère 72013 Le Mans Cedex,
Tél :02 43 39 97 27, Fax : 02 43 28 40 39,
http://www.vitalplus.com

LABORATOIRES SATORI INTERNATIONAL
Parc d'Activité, 540 Allée des Hêtres
F-69760 Limonest,
Tél : 04 78 35 39 14, Fax : 04 78 35 35 26

SOLGAR VITAMINES
P.A. des Petits Carreaux - 6, Avenue des Roses,
94386 Bonneuil-sur-Marne Cedex
Tel : 01 43 77 34 34, Fax : 01 43 77 34 00,
http://www.solgar.com/home.html

VITAMIN INTERNATIONAL TRADE (V.I.T.)
19-21, rue Capouillet, B-1060 Bruxelles, Belgique

Vente par correspondance (VPC)
NUTRITION CONSEIL INTERNATIONAL,
Via Vittorio Veneto 4/b,
I-18039 Ventimiglia, Italie,
Fax : 00 39 0184 237 647
http://www.nutritionconcept.com

SMART CITY
5, Boulevard de la Pinède,
F-06160 Juan-les-Pins
Tél. : 04 93 67 55 84, Fax : 04 93 67 56 32,
http://www.supersmart.com

Les laboratoires d'analyse biologique que nous connaissons (la liste n'est pas exhaustive) susceptibles de doser les vitamines (donc la vitamine C), les enzymes dans lesquelles elles sont impliquées pour lutter contre le stress oxydatif sur les urines et le sang, certains métabolites témoignant de l'agression oxydative :

LABO CHAUDON DAUMAS
10, avenue Durante, 06000 Nice
Tél. : 04 93 16 68 68 / 40

LABORATOIRE LEVY, (LCL)
78, av. de Verdun, BP 110, F-94208 Ivry-sur-Seine
Tél : 01 49 59 16 16, Fax 01 49 59 17 98

LABORATOIRE NATAF
118, avenue Philippe Auguste, F-75012 Paris
Tél. : 01 43 67 57 00, Fax : 01 43 79 00 27

LABORATOIRE DU Dr JOËL PINCEMAIL
Université de Liège, CHU Sart-Tilman
B-4000 Liège, Belgique, Tél : 00 32 4 366 25 08 / 71 63, Fax : 00 32 4 366 71 63

LABORATOIRE ZAMARIA
49, avenue de Versailles, F-75016 Paris,
Tél : 01 46 47 71 33

Envie de bien-être ?
www.editions-jouvence.com

Le bon réflexe pour :

Être en prise directe :
- avec nos **nouveautés** (plus de 60 par année),
- avec nos **auteurs** : Jouvence attache beaucoup d'importance à la personnalité et à la qualité de ses auteurs,
- tout notre **catalogue**... plus de 400 titres disponibles,
- avec **les Éditions Jouvence** : en nous écrivant et en dialoguant avec nous. Nous vous répondrons personnellement !

Mais aussi chaque mois :
- découvrir **le livre du mois** : chaque mois un livre est particulièrement mis en évidence et nous vous faisons partager notre enthousiasme,
- apprendre à mieux connaître **l'auteur du mois** : chaque mois un auteur est particulièrement mis en évidence. Interviewé, il parle de sa pensée, de ses projets, de ses coups de cœur,
- découvrir aussi **la librairie du mois** et ses particularités : il y a toujours, proche de chez vous, une librairie qui aime et connaît bien son métier. Elle saura vous conseiller.

Mais encore :
- **commander** vos livres dans une librairie proche de chez vous grâce à notre liste de librairies en France, Suisse, Belgique et Canada,
- **communiquer** directement avec nos auteurs : vous trouverez leurs coordonnées postales, leur mail et site internet,
- **vous informer** en direct de leurs stages et conférences : nos auteurs sont à votre disposition, ils aiment à prolonger leur message par un enseignement direct.

Le site web de la découverte !
Ce site est réactualisé en permanence, n'hésitez pas à le consulter régulièrement.

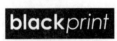

A CPI COMPANY

Achevé d'imprimer par Blackprint -CPI
en Avril 2011.

Imprimé en Espagne

Dépôt légal : Novembre 2000

Ce livre est imprimé par Blackprint -CPI qui assure une stricte application des régles concernant le recyclage et le traitement des déchets, ainsi que la réduction des besoins énergétiques.